Micheline Rampe

# Der R-Faktor

## Das Geheimnis unserer inneren Stärke



Knaur
MensSana

Vollständige Taschenbuchausgabe Oktober 2005

Knaur Taschenbuch. Ein Unternehmen der Droemerschen Verlagsanstalt
Th. Knaur Nachf. GmbH & Co. KG, München

Umschlaggestaltung: ZERO Werbeagentur, München
Umschlagabbildung: Botanica/Mauritius Images, Mittenwald
Satz: Pinkuin Satz und Datentechnik, Berlin
Druck und Bindung: Clausen & Bosse, Leck
Printed in Germany
ISBN-13: 978-3-426-87260-4
ISBN-10: 3-426-87260-9

2 4 5 3 1

# Inhalt


Einleitung: Die Glückshaut . . . . . . . . . . . . . . . . 9

Der R-Faktor oder die Sieben Säulen innerer Stärke . . . . . . . . . . . . . . . . . . . . . 13

Das Bessere ist der Feind des Guten . . . . . . . . . 17

Fragebogen . . . . . . . . . . . . . . . . . . . . . . . . . . . . 21

1. Säule: Optimismus

Pessimisten küsst man nicht . . . . . . . . . . . . . . 33

Alles vergeht . . . . . . . . . . . . . . . . . . . . . . . . 39

Wer keine Fehler macht, erlebt auch keine Fortschritte . . . . . . . . . . . . . . . . . . . . . 45

Don't worry, be happy! . . . . . . . . . . . . . . . . . 58

Fragebogenauswertung . . . . . . . . . . . . . . . . . 67

2. Säule: Akzeptanz

Es ist, wie es ist . . . . . . . . . . . . . . . . . . . . . . . 69

Akzeptanz als Weg . . . . . . . . . . . . . . . . . . . . 70

Keiner liebt mich so wie ich . . . . . . . . . . . . . . 77

Das Gute im Schlechten . . . . . . . . . . . . . . . . . 90

Fragebogenauswertung . . . . . . . . . . . . . . . . . 95

3. Säule: Lösungsorientierung
Das Licht am Ende des Tunnels . . . . . . . . . . . . . . 97
Vertrauen ist gut, Lösungen suchen ist besser . . 100
Stress entsteht im Kopf – nutzen wir das! . . . . . 115
Es ist das Lächeln, das glücklich macht . . . . . . . 124
Fragebogenauswertung . . . . . . . . . . . . . . . . . . 128

4. Säule: Die Opferrolle verlassen
Stehaufmännchen und -weibchen . . . . . . . . . . . 131
Der Preis der Freiheit . . . . . . . . . . . . . . . . . . . . 136
Mut verleiht Flügel . . . . . . . . . . . . . . . . . . . . . . 144
Wie wirklich ist die Wirklichkeit? . . . . . . . . . . . 148
Fragebogenauswertung . . . . . . . . . . . . . . . . . . 159

5. Säule: Verantwortung übernehmen
Was heißt schon schuldig? . . . . . . . . . . . . . . . . 163
Denkfallen . . . . . . . . . . . . . . . . . . . . . . . . . . . . 167
Zwischen Schuld und Sühne . . . . . . . . . . . . . . . 175
Das Glück hilft keinem, der sich nicht selbst hilft . . . . . . . . . . . . . . . . . . . . . . . . . . 183
Fragebogenauswertung . . . . . . . . . . . . . . . . . . 189

6. Säule: Netzwerkorientierung
With a little help from my friends . . . . . . . . . . . 193
Man sieht nur mit dem Herzen gut . . . . . . . . . . 201
Gemeinsamkeit macht stark . . . . . . . . . . . . . . . 206
Fußspuren im Sand . . . . . . . . . . . . . . . . . . . . . . 217
Fragebogenauswertung . . . . . . . . . . . . . . . . . . 224

7. Säule: Zukunftsplanung
Der nächste Winter kommt bestimmt ......... 227
Nach dem Planen ist vor dem Planen ........ 228
Wer zu spät kommt ... .................... 231
Die wahre Entdeckung .................... 243
Fragebogenauswertung .................... 251

Das große Mahl .......................... 255

Anmerkungen ............................. 259

Literaturhinweise ....................... 267

Dank .................................... 269

# Einleitung
# Die Glückshaut

**Resilienz**
Resilienz bezeichnet die Fähigkeit eines Menschen, sich trotz widriger Umstände, trotz Niederlagen, Kümmernissen und Krankheiten immer wieder zu fangen und neu aufzurichten.

Kennen Sie das Märchen vom Teufel mit den drei goldenen Haaren? Es handelt von Hans, dem Sohn armer Leute, der mit einer Glückshaut geboren wurde. Da es ausgesprochen selten vorkommt, dass Kinder mit einer unverletzten Ei-Hülle geboren werden, wird diese Glückshaut genannt. Im Volksglauben galt sie lange als besonders günstiges Omen für die Zukunft des Säuglings. Der Märchenheld Hans hat eine solche Glückshaut, und darum gelingt ihm buchstäblich alles, obwohl er ganz außerordentliche Herausforderungen überwinden muss. Doch Hans geht seinen Weg. Er sichert sich die Unterstützung von Freunden und kommt so seinem Ziel stetig näher. Schließlich bringt er dem König, wie dieser es von Hans gefordert hatte, sogar drei goldene Haare vom Teufel. Dafür bekommt Hans am Ende – so wie es sich für ein Märchen gehört – die Königstochter zur Frau.

Jeder hat ein bisschen was von diesem selbstbewussten und erfolgreichen Glückskind Hans. Jeder hat wenigstens ein Zipfelchen dieser schützenden Glückshaut mit auf den Weg bekommen, die ihm hilft, Krisen zu überwinden und sich immer wieder aufzurichten.
Manchen Menschen gelingt es allerdings leichter als anderen, sich von den Tiefschlägen des Lebens zu erholen, und sie nehmen offenbar auch seltener bleibenden Schaden an Leib und Seele als andere. Das sind die perfekten Überlebenskünstler. Wie machen sie das nur? Sind sie, wie manche abschätzig meinen, schlicht unsensibel? Haben sie also das sprichwörtliche »dicke Fell«? Nein, nicht unbedingt. Wahrscheinlicher ist, dass sie über besondere Strategien verfügen, die sie – bewusst oder unbewusst – benutzen, um den Widrigkeiten des Lebens zu begegnen. Mit deren Hilfe kommen sie dann, wenn es sie doch einmal trifft, schnell wieder auf die Füße. Überlebenskünstler ziehen sich sozusagen selbst eine Glückshaut an!

In den Neunzigerjahren untersuchten amerikanische Psychologen Kinder aus extrem schwierigen Familienverhältnissen und machten dabei eine unerwartete Entdeckung: Einige Kinder waren trotz ihrer widrigen Lebensumstände seelisch unversehrt geblieben und entwickelten sich prächtig. Die Resultate sorgten in Wissenschaftskreisen für großes Aufsehen, denn sie passten ganz und gar nicht zu der – seit Sigmund Freud geltenden – Annahme, dass das Leben eines Menschen vor allem durch seine Kindheitserlebnisse geprägt wird. Zusätzlich warfen sie sofort viele konkrete Fragen auf: Was hatten sie, was die anderen Kinder aus ähnlichen Familien nicht hatten? Welche

Eigenschaften beschützten sie? Waren sie diesen Kindern angeboren oder hatten sie sich diese Widerstandskraft erst angeeignet? Und: Kann jeder die Geheimnisse seelischer Stärke kennen lernen und nutzen?
Aus solchen Fragen entstand eine Forschungsrichtung, die zu klären versucht, was Menschen brauchen, um sich nach Niederlagen, Kümmernissen und Krankheiten immer wieder fangen und aufrichten zu können. Sie trägt den Namen Resilienz-Forschung – nach dem englischen Wort *resilience*, das Elastizität, Spannkraft, Schwung, Beweglichkeit, Unverwüstlichkeit bedeutet. In der Psychologie bezeichnet das Wort »Resilienz« seelische Stärke oder genauer: die Fähigkeit eines Menschen, sich trotz widriger Umstände, trotz Niederlagen, Kümmernissen und Krankheiten immer wieder zu fangen und neu aufzurichten.
Die Umgangssprache nennt resiliente Menschen Überlebenskünstler, Stehaufmännchen oder Glückskinder. Dabei denkt man vielleicht an Filmhelden, an Sagen- oder Märchengestalten oder Prominente, vielleicht auch an Freunde oder Bekannte, die es trotz widriger Umstände immer wieder schaffen, Erstaunliches zu erreichen.
Zu den prominenten Beispielen gehört sicherlich Coco Chanel, die in einem Armenhaus geboren wurde. Ihr Vater war als fliegender Händler unterwegs, und ihre Mutter starb, als sie gerade elf Jahre alt war. Chanel wuchs in einem Waisenhaus auf. Traurige Berühmtheit hat auch die Kindheit von Charlie Chaplin erreicht: Nachdem seine Mutter, eine Tingeltangeltänzerin, in die Psychiatrie gesperrt wurde und sein Vater sich zu Tode getrunken hatte, begann für Chaplin eine jahrelange Odyssee durch ver-

schiedene Waisenhäuser. Auch Rudyard Kipling, Autor des *Dschungelbuchs* und Nobelpreisträger, blieb in seiner Kindheit wenig erspart: Er wurde als Pflegekind eines Kapitäns jahrelang misshandelt.

Diese und viele, viele andere berühmte und nicht-berühmte Menschen bestätigen die Richtigkeit der Resilienz-Forschung: Lebensglück ist trotz schwieriger Kindheit nicht vorbestimmt. Wir verdanken es unserem R-Faktor, der aus Sieben Säulen besteht und uns – unabhängig von Herkunft und sozialem Umfeld – innere Stärke gibt.

Resiliente Menschen sind wie Stehaufmännchen: Sie können angestoßen werden und geraten aus dem Gleichgewicht, doch sie fallen nicht um. Nach einigem Hin und Her finden sie ihren Schwerpunkt und richten sich wieder auf. Ursula Nuber vergleicht die Fähigkeit von resilienten Menschen, sich von Rückschlägen zu erholen, mit der Fähigkeit eines Baumes, sich optimal an veränderte Bedingungen anzupassen. »Ist eine Stelle aufgrund von Belastungen besonderen Spannungen ausgesetzt, produziert der Baum weiteres Holz, um diese Spannung auszugleichen. Jeder Ast wird so konstruiert, dass er unter der enormen Pflanzenmasse, die an ihm hängt, nicht bricht.«[1] Je größer die Belastung ist, umso dicker wird der Ast.

# Der R-Faktor oder die Sieben Säulen innerer Stärke

Die Resilienz-Forschung fand inzwischen ein ganzes Bündel von Fähigkeiten, die den R-Faktor ausmachen und die einem Menschen helfen, sich trotz seelischer Erschütterungen, tragischer Ereignisse, konkreter Bedrohungen, gesundheitlicher, familiärer, beruflicher oder finanzieller Probleme zu regenerieren. Stärkung der Resilienz bedeutet, sich dieser verschiedenen Fähigkeiten bewusst zu werden und sie bewusst einzusetzen. Psychisch widerstandsfähig, also *resilient* zu sein, ist aber weder gleichbedeutend damit, Schwierigkeiten und Kummer zu ignorieren, noch ist damit gemeint, Probleme und Niederlagen durch die rosarote Brille eines unkritischen positiven Denkens zu sehen oder zu verdrängen. Im Gegenteil: Trauer, Angst und Schmerzen gehören zum Leben, sie müssen akzeptiert und verarbeitet werden. Erst auf dem Fundament einer geglückten Verarbeitung kann es konstruktiv weitergehen.

Dieses Buch macht Sie mit den Sieben Säulen der Resilienz[2] vertraut, mit sieben Bereichen, die Ihre innere Stärke unterstützen können. Jede einzelne Säule ist wichtig, aber auch wenn Sie nur eine oder zwei stärken, wird Ihnen das schon helfen, sich zu entlasten. Doch zum »Rundum-Schutz« gehören alle sieben Säulen. Zusammen tragen sie das Dach, unter dem Sie vor einem leichten Nieselregen ebenso Schutz finden werden wie vor dem Eishagel des Lebens.

## 1. Säule: Optimismus

Optimismus ist die Grundlage jeder Krisen- und Konfliktbewältigung. Er ist der Glaube daran, dass das Leben auf lange Sicht mehr Gutes als Schlechtes bringt, dass Krisen zeitlich begrenzt sind und überwunden werden können und dass wir auf alles, was uns im Leben passiert, Einfluss ausüben können. Optimismus ist erlernbar, sogar für scheinbar unbelehrbare Schwarzseher.

## 2. Säule: Akzeptanz

Zur Bewältigung einer Krise gehört die Akzeptanz dessen, was geschehen ist: Ja, man ist verlassen worden. Ja, man hat den Job verloren. Ja, man hat einen geliebten Menschen tief verletzt. Erst nachdem man den schmerzlichen Tatsachen ins Auge geblickt und sie nüchtern akzeptiert hat, öffnet sich der Weg für die nächsten Schritte.

## 3. Säule: Lösungsorientierung

Optimismus und Akzeptanz führen zur nächsten Stufe: Was sind die möglichen Lösungen für den gegenwärtigen Konflikt? Wie bekomme ich (wieder) Kontrolle über mein Leben? Was erwarte ich? Was sind meine Ziele? Und: Wie gehe ich mit dem Stress um, der Krisen begleitet?

## 4. Säule: Die Opferrolle verlassen

Wenn uns der Sturm des Lebens fast umgeworfen hat, ist es sehr verführerisch, sich in die Opferrolle zu begeben. Aber »Bangemachen gilt nicht«. Irgendwann ist es an der Zeit, sich auf seine Stärken zu besinnen, die Realität angemessen zu interpretieren und wieder auf die Füße zu kommen – wie das klassische Stehaufmännchen: Egal wie heftig man es anschubst, es schwankt zwar, aber es fällt nicht um. Eine Zeitlang sucht es wackelnd sein Gleichgewicht, doch dann richtet es sich wieder auf – der Inbegriff von Resilienz.

## 5. Säule: Verantwortung übernehmen

Wenn etwas gründlich schief gegangen ist, empfinden wir oft Schuldgefühle – selbst wenn uns keine Schuld trifft. Oder das Gegenteil passiert: Wir schieben anderen die Schuld für etwas zu, wofür wir die Verantwortung tragen sollten. Zu resilientem Verhalten gehören ebenso die Bereitschaft und die Reife, Verantwortung für das eigene Tun zu übernehmen, wie die Entscheidung, sich nicht automatisch zum Sündenbock zu machen.

## 6. Säule: Netzwerkorientierung

Geteilte Freude ist doppelte Freude, geteiltes Leid ist halbes Leid. Ob es sich um Krisen im Beruf oder im Privatleben handelt: Vieles ist leichter zu ertragen, wenn wir Freunde haben, die uns zuhören, unterstützen und Ratschläge geben können. Ein stabiles und lebhaftes Netzwerk stärkt unsere Resilienz. Dazu kann auch die Religion gehören. Für manche Menschen ist das Gespräch mit Gott ein beständiger Trost und eine Quelle der Kraft.

## 7. Säule: Zukunftsplanung

Die siebente Säule umfasst eine solide und umsichtige Zukunftsplanung. Dazu gehört, dass wir versuchen, uns durch gute Vorbereitung gegen die künftigen Wechselfälle des Lebens zu schützen. Vorbeugen bedeutet auch Alternativen zu entwickeln und eine Vision zu entwerfen. Erst Wahlmöglichkeiten erhalten unsere Flexibilität und Handlungsfähigkeit, wenn es drunter und drüber geht.

Stellen Sie sich Ihre Resilienz, Ihre innere Stärke, als einen wunderschönen, warmen Mantel vor, der für Sie maßgeschneidert wurde: Er passt zu Ihrer Persönlichkeit, zu Ihrem Körper, zu Ihren Bedürfnissen. Wie eine Glückshaut. Oder gefällt Ihnen das Bild des Regenschirms besser? Er schützt sie vor Regengüssen, Hagel und Schnee ebenso wie vor beißenden Winden und allzu aggressiven Sonnenstrahlen. Unter ihm sind Sie sicher. Und wenn Ihr Leben ins Stocken gerät, können Sie in seinem Schutz in Ruhe überlegen, wie es weitergehen soll.
Jeder Mensch hat persönliche Vorlieben und Stärken, darum muss jeder sein eigenes, ganz individuelles Resilienz-Päckchen schnüren. Doch bevor Sie entscheiden, was in welchen Mengen in Ihr Paket gehört, sollten Sie

sich die Sieben Säulen in Ruhe ansehen. Um für schlechte Zeiten optimal gerüstet zu sein, brauchen Sie alle. Warum sollten Sie sich mit weniger zufrieden geben?

## Das Bessere ist der Feind des Guten

Dieses Buch will zunächst Ihre Aufmerksamkeit dafür schulen, wie Sie mit Krisen umgehen, und Sie dann durch eine Vielzahl von Fragen und kleine Übungen immer wieder anregen, Ihr eigenes Verhalten zu beobachten und gegebenenfalls zu verändern.
Die Fragen sollen Raum für eine neue Sichtweise, ein neues Bewusstsein schaffen. Sie sollen beispielsweise auch die blinden Flecke in Ihrem Denken sichtbar machen: Das sind all jene Dinge, die Sie nicht mehr in Frage stellen, von denen Sie wahrscheinlich nicht einmal mehr wissen, dass sie überhaupt existieren. Es geht um all das, was Sie automatisch tun, »wie ein Pawlowscher Hund«. Der sowjetische Forscher Pawlow hatte jedes Mal, bevor er seinen Hunden das Futter hinstellte, eine Glocke geläutet. Nach einiger Zeit lief den Hunden der Speichel, sobald sie die Glocke hörten, selbst wenn sie gar kein Futter bekamen. Der Reiz – das Klingeln der Glocke – löste nach einer gewissen Gewöhnung automatisch eine bestimmte Reaktion aus: Vorfreude auf das Futter und somit erhöhten Speichelfluss.
So geht es Menschen auch oft: Wir neigen dazu, immer wieder gleich zu reagieren, selbst wenn sich die Umstän-

de verändert haben. Wenn wir zum Beispiel einmal arglos ans Telefon gegangen sind und von einer erschütternden Nachricht überrascht wurden, zucken wir möglicherweise noch Wochen später jedes Mal wieder zusammen, wenn das Telefon klingelt. Manchmal reagiert man bei der Kritik eines Vorgesetzten noch wie ein ertappter Schüler, obwohl die Schulzeit lange vorbei ist und man schon Jahrzehnte im Beruf steht. Oder verwandelt sich in ein braves Mädchen, obwohl man doch selbst die Chefin ist. Und manchmal siegt die Macht alter Gewohnheiten über völlig veränderte Verhältnisse: Denken Sie an Rentner, die morgens weiter früh aufstehen, als ob sie immer noch pünktlich ins Büro müssten.
Wenn wir nicht zum Hamster im Rad werden wollen, ist es hilfreich, sich das eigene Verhalten bewusst zu machen. Je mehr wir über unsere Ziele und Verhaltensmuster wissen, umso freier werden wir in unseren Entscheidungen, umso selbstbestimmter in unserem Handeln, umso glücklicher in unserem Alltag. Das haben Resilienz und Glück gemeinsam: Beide lassen sich durch die Schulung unserer Wahrnehmung steigern.[3] Wer bewusster leben, sich besser gegen die Widrigkeiten des Lebens schützen und dadurch glücklicher werden möchte, muss also zunächst das eigene Verhalten unter die Lupe nehmen.
Zur Illustration von Resilienz wird hin und wieder beschrieben, wie Prominente mit Krisen umgehen. Madonna packt das Leben anders an als Herbert Grönemeyer, der wiederum macht es ganz anders als Franz Beckenbauer oder Liz Taylor. Natürlich kann man nur ahnen, was in diesen Menschen wirklich vor sich geht, die Beispiele orientieren sich folglich an dem, was in der Öffentlichkeit

über sie bekannt ist. Daher ist jedes Beispiel in diesem Buch meine persönliche Interpretation dessen, was die Medien berichtet haben. Worauf es mir ankommt, ist, dass Prominente dieselben Strategien benutzen wie jeder andere Mensch, aber als illustrierende Beispiele haben sie den großen Vorteil, dass alle wissen, wovon die Rede ist.
Um sich gegen die Krisen des Alltags zu wappnen, brauchen Sie jetzt erst einmal den Wunsch nach Veränderung und die Lust, etwas anderes auszuprobieren. Zögern Sie nicht. Fangen Sie an: Es geht vor allem um den ersten Schritt, der zweite fällt dann schon leichter.

Auf diesem Weg hat jeder sein persönliches Tempo. Manchmal braucht es viel Zeit, um mit einer Zurückweisung klarzukommen, um eine Peinlichkeit in einem anderen Licht zu sehen, um einen neuen Anfang zu finden. Am wichtigsten ist es, zunächst einmal genau hinzuschauen, was gegenwärtig geschieht. Denn schon mit diesem genauen, prüfenden Hinsehen haben Sie sich auf den Weg gemacht!

Mit der Resilienz ist es wie mit dem Glück: Ein bisschen bekommt jeder als Geschenk mit auf den Weg, den Rest, das entscheidende »Mehr«, muss jeder sich selbst erarbeiten. Das Buch wird Ihnen helfen, sich durch einen Fragebogen selbst einzuschätzen, die optimalen Strategien zur Bewältigung von großen und kleinen Krisen zu finden und dadurch Ihre Resilienz, Ihre innere Stärke, bewusst und zielgerichtet zu unterstützen.

# Fragebogen

Bisher haben Sie alle Ihre Krisen gemeistert. Manche brillant, manche mit Hängen und Würgen. Wie Sie das getan haben und was Ihnen dabei nützlich gewesen ist, das werden Sie in dem folgenden Test herausfinden können. Die Ergebnisse erlauben Ihnen Einblicke in die Stärken und Schwächen Ihrer seelischen Widerstandskraft und Ihre Art der Krisenbewältigung. Sie werden erkennen, welche der sieben Resilienz-Fähigkeiten Sie bereits in hohem Maße besitzen und welche Sie stärken sollten. Vielleicht sind Sie optimistisch und haben auch mit der Akzeptanz keine Probleme, tun sich aber schwer damit, Ihren Nachbarn um seinen Hammer zu bitten. Dann sollten Sie sich um die Stärkung Ihres Netzwerks kümmern. Vielleicht liegt Ihre »Achillesferse« anderswo: Sie verstricken sich immer wieder in Schuldgefühle, die Sie daran hindern, eine Situation realistisch zu bewerten und zu vernünftigen Lösungen zu kommen. Schlagen Sie sich zu lange mit Misslichkeiten herum, weil Sie meinen, Sie könnten sie doch nicht ändern? Dann werden andere Kapitel für Sie besonders wichtig sein. Jeder Mensch hat ein ganz individuelles Resilienz-Profil.

**Machen Sie den Test jetzt, bevor Sie die einzelnen Kapitel lesen!**
**Andernfalls wird Ihr Resultat nicht aussagefähig sein.**

Der Fragebogen besteht aus 70 Aussagen zu den unterschiedlichsten Denkweisen, Einstellungen und Verhaltensgewohnheiten. Die Antworten werden Ihnen einen Überblick über Ihr Resilienz-Potenzial verschaffen.
Entscheiden Sie, wie stark jede Aussage auf Sie persönlich zutrifft, indem Sie einen Kreis um die Zahl zwischen 1 und 7 ziehen, die Ihre Meinung am besten ausdrückt.
Überspringen Sie keine Aussage, sonst werden Sie mit der Auswertung nichts anfangen können.
Denken Sie nicht zu lange nach! Das Ausfüllen des Fragebogens sollte nicht mehr als 15–20 Minuten in Anspruch nehmen.
Denken Sie beim Ausfüllen vor allem nicht daran, welches Bild dabei von Ihnen entstehen könnte. Antworten Sie so, wie es für Sie stimmt, sonst werden Sie nicht von den Ergebnissen profitieren. Außerdem wird niemand Ihre Auswertung zu sehen bekommen, wenn Sie das nicht wollen.
Die Auswertungsanleitungen finden Sie jeweils am Ende der Kapitel.

| | | 1 völlig unzutreffend | 2 weitgehend unzutreffend | 3 eher unzutreffend | 4 weder noch bzw. weiß nicht | 5 eher zutreffend | 6 weitgehend zutreffend | 7 völlig zutreffend |
|---|---|---|---|---|---|---|---|---|
| 1 | Für meine Zukunft sehe ich rosa. | 1 | 2 | 3 | 4 | 5 | 6 | 7 |
| 2 | Es ist schon vorgekommen, dass ich mich auf aussichtslosem Posten verkämpft habe. | 1 | 2 | 3 | 4 | 5 | 6 | 7 |
| 3 | Ich arbeite immer auf irgendein Ziel hin. | 1 | 2 | 3 | 4 | 5 | 6 | 7 |
| 4 | Manchmal habe ich das Gefühl, dass mir die Dinge entgleiten. | 1 | 2 | 3 | 4 | 5 | 6 | 7 |
| 5 | Fehlschlägen gehe ich auf den Grund, auch wenn dabei herauskommen kann, dass ich mitverantwortlich bin. | 1 | 2 | 3 | 4 | 5 | 6 | 7 |
| 6 | Ich halte mich für einen Einzelkämpfer. | 1 | 2 | 3 | 4 | 5 | 6 | 7 |
| 7 | »Vorsicht ist besser als Nachsicht« gehört zu meinen Prinzipien. | 1 | 2 | 3 | 4 | 5 | 6 | 7 |
| 8 | Widrige Umstände machen mich schnell mutlos. | 1 | 2 | 3 | 4 | 5 | 6 | 7 |

| | | 1 völlig unzutreffend | 2 weitgehend unzutreffend | 3 eher unzutreffend | 4 weder noch bzw. weiß nicht | 5 eher zutreffend | 6 weitgehend zutreffend | 7 völlig zutreffend |
|---|---|---|---|---|---|---|---|---|
| 9 | Ich versuche immer, die Welt und ihre Menschen unvoreingenommen zu betrachten, so wie sie sind. | 1 | 2 | 3 | 4 | 5 | 6 | 7 |
| 10 | Vieles in meinem Leben hat sich eher zufällig und ungewollt ergeben. | 1 | 2 | 3 | 4 | 5 | 6 | 7 |
| 11 | Ich habe beinahe immer das Gefühl, mein Leben im Griff zu haben. | 1 | 2 | 3 | 4 | 5 | 6 | 7 |
| 12 | Wenn Fehler passiert sind, frage ich mich als Erstes: »War das meine Schuld?« | 1 | 2 | 3 | 4 | 5 | 6 | 7 |
| 13 | Ich löse Probleme lieber mit anderen als allein. | 1 | 2 | 3 | 4 | 5 | 6 | 7 |
| 14 | Wenn etwas nicht so ausgeht, wie ich es mir gedacht habe, trifft mich das oft ziemlich unvorbereitet. | 1 | 2 | 3 | 4 | 5 | 6 | 7 |
| 15 | Über meine Zukunft mache ich mir keine Sorgen. | 1 | 2 | 3 | 4 | 5 | 6 | 7 |

| | | 1 völlig unzutreffend | 2 weitgehend unzutreffend | 3 eher unzutreffend | 4 weder noch bzw. weiß nicht | 5 eher zutreffend | 6 weitgehend zutreffend | 7 völlig zutreffend |
|---|---|---|---|---|---|---|---|---|
| 16 | Ich tue mich schwer damit, Unabänderliches zu akzeptieren. | 1 | 2 | 3 | 4 | 5 | 6 | 7 |
| 17 | Ich habe beinahe immer ein Ziel vor Augen. | 1 | 2 | 3 | 4 | 5 | 6 | 7 |
| 18 | Mein Selbstvertrauen ist ziemlich leicht zu erschüttern. | 1 | 2 | 3 | 4 | 5 | 6 | 7 |
| 19 | Ich stelle mich auch unangenehmen Einsichten. | 1 | 2 | 3 | 4 | 5 | 6 | 7 |
| 20 | Bevor ich jemanden um Rat frage, schöpfe ich lieber meine privaten Informationsquellen – z. B. Bücher, das Internet – aus. | 1 | 2 | 3 | 4 | 5 | 6 | 7 |
| 21 | Wenn ich mir etwas vornehme, bedenke ich auch mögliche Risiken und Nebenwirkungen. | 1 | 2 | 3 | 4 | 5 | 6 | 7 |
| 22 | Rückschläge entmutigen mich ziemlich stark. | 1 | 2 | 3 | 4 | 5 | 6 | 7 |

| Nr. | Aussage | völlig unzutreffend | weitgehend unzutreffend | eher unzutreffend | weder noch bzw. weiß nicht | eher zutreffend | weitgehend zutreffend | völlig zutreffend |
|---|---|---|---|---|---|---|---|---|
| | | 1 | 2 | 3 | 4 | 5 | 6 | 7 |
| 23 | Mit Unabänderlichem kann ich mich ganz gut abfinden. | 1 | 2 | 3 | 4 | 5 | 6 | 7 |
| 24 | In meinem Leben habe ich mich oft treiben lassen. | 1 | 2 | 3 | 4 | 5 | 6 | 7 |
| 25 | Ich kann alles schaffen, was ich mir vornehme. | 1 | 2 | 3 | 4 | 5 | 6 | 7 |
| 26 | Ich neige ein bisschen zu Schuldanfälligkeit. | 1 | 2 | 3 | 4 | 5 | 6 | 7 |
| 27 | In meinem Freundes- und Bekanntenkreis gibt es viele, bei denen ich mir einen Tipp holen kann, wenn ich ihn brauche. | 1 | 2 | 3 | 4 | 5 | 6 | 7 |
| 28 | Ich mache mir wenig Gedanken über den »Fall der Fälle« und was ich dann tun könnte. | 1 | 2 | 3 | 4 | 5 | 6 | 7 |
| 29 | Ich rechne meist mit dem Besten. | 1 | 2 | 3 | 4 | 5 | 6 | 7 |

| | | völlig unzutreffend | weitgehend unzutreffend | eher unzutreffend | weder noch bzw. weiß nicht | eher zutreffend | weitgehend zutreffend | völlig zutreffend |
|---|---|---|---|---|---|---|---|---|
| | | 1 | 2 | 3 | 4 | 5 | 6 | 7 |
| 30 | Auch Dinge, die nicht mehr zu ändern sind, beschäftigen mich manchmal lange. | 1 | 2 | 3 | 4 | 5 | 6 | 7 |
| 31 | Ich weiß immer ziemlich genau, was ich will. | 1 | 2 | 3 | 4 | 5 | 6 | 7 |
| 32 | Ich fühle mich den Anforderungen in meinem Leben nicht immer gewachsen. | 1 | 2 | 3 | 4 | 5 | 6 | 7 |
| 33 | Bei Fehlschlägen halte ich mich nicht lange mit der Schuldverteilung auf. | 1 | 2 | 3 | 4 | 5 | 6 | 7 |
| 34 | Wenn man sich auf andere verlässt, ist man meist verraten und verkauft. | 1 | 2 | 3 | 4 | 5 | 6 | 7 |
| 35 | Ich halte mich für einen sorgfältigen Planer. | 1 | 2 | 3 | 4 | 5 | 6 | 7 |
| 36 | Ich neige ein bisschen zur Schwarzmalerei. | 1 | 2 | 3 | 4 | 5 | 6 | 7 |

| | | 1 völlig unzutreffend | 2 weitgehend unzutreffend | 3 eher unzutreffend | 4 weder noch bzw. weiß nicht | 5 eher zutreffend | 6 weitgehend zutreffend | 7 völlig zutreffend |
|---|---|---|---|---|---|---|---|---|
| 37 | Ich gehöre nicht zu denen, die gegen Windmühlen kämpfen. | 1 | 2 | 3 | 4 | 5 | 6 | 7 |
| 38 | Ich genieße es mehr, in den Tag hineinzuleben, als irgendwelchen Plänen zu folgen. | 1 | 2 | 3 | 4 | 5 | 6 | 7 |
| 39 | Probleme betrachte ich meist als Herausforderungen. | 1 | 2 | 3 | 4 | 5 | 6 | 7 |
| 40 | Manchmal tue ich das Erstbeste, um etwas Unangenehmes zu beseitigen. | 1 | 2 | 3 | 4 | 5 | 6 | 7 |
| 41 | »Gemeinsam geht's besser« ist ein Motto von mir. | 1 | 2 | 3 | 4 | 5 | 6 | 7 |
| 42 | Wenn ich meinem Gefühl folge, ohne viel an die Folgen zu denken, bin ich eher in meinem Element, als wenn ich schon vorher auf alle Fragen eine Antwort wissen muss. | 1 | 2 | 3 | 4 | 5 | 6 | 7 |
| 43 | Meine Freunde und Bekannten halten mich für einen Optimisten. | 1 | 2 | 3 | 4 | 5 | 6 | 7 |

| | | 1 völlig unzutreffend | 2 weitgehend unzutreffend | 3 eher unzutreffend | 4 weder noch bzw. weiß nicht | 5 eher zutreffend | 6 weitgehend zutreffend | 7 völlig zutreffend |
|---|---|---|---|---|---|---|---|---|
| 44 | Misserfolge gehen mir länger nach als anderen. | 1 | 2 | 3 | 4 | 5 | 6 | 7 |
| 45 | Ich habe immer mindestens ein Vorhaben, das mich beschäftigt. | 1 | 2 | 3 | 4 | 5 | 6 | 7 |
| 46 | Am wohlsten fühle ich mich, wenn meine Aufgaben mehr oder weniger gleich bleiben. | 1 | 2 | 3 | 4 | 5 | 6 | 7 |
| 47 | Statt »Wer hatte Schuld?« frage ich meist: »Wie bringen wir die Sache wieder ins Reine?« | 1 | 2 | 3 | 4 | 5 | 6 | 7 |
| 48 | Bei Problemen verlasse ich mich nur auf mich selbst. | 1 | 2 | 3 | 4 | 5 | 6 | 7 |
| 49 | Ich überlasse möglichst wenig dem Zufall, wenn ich etwas in Angriff nehme. | 1 | 2 | 3 | 4 | 5 | 6 | 7 |
| 50 | Oft sorge ich mich darum, was werden könnte. | 1 | 2 | 3 | 4 | 5 | 6 | 7 |

| | | völlig unzutreffend | weitgehend unzutreffend | eher unzutreffend | weder noch bzw. weiß nicht | eher zutreffend | weitgehend zutreffend | völlig zutreffend |
|---|---|---|---|---|---|---|---|---|
| | | 1 | 2 | 3 | 4 | 5 | 6 | 7 |
| 51 | Verlorenem weine ich keine Träne nach. | 1 | 2 | 3 | 4 | 5 | 6 | 7 |
| 52 | Irgendwelche Langfristziele habe ich eigentlich nicht. | 1 | 2 | 3 | 4 | 5 | 6 | 7 |
| 53 | Ich glaube, dass ich den Anforderungen in meinem Leben im Großen und Ganzen gewachsen bin. | 1 | 2 | 3 | 4 | 5 | 6 | 7 |
| 54 | Es ist schon vorgekommen, dass ich ein Problem verschlimmert habe, weil ich unüberlegt gehandelt habe. | 1 | 2 | 3 | 4 | 5 | 6 | 7 |
| 55 | Man muss nicht alles selber können, wenn man Freunde hat. | 1 | 2 | 3 | 4 | 5 | 6 | 7 |
| 56 | Ich finde es lästig, für meine finanzielle Zukunft zu planen. | 1 | 2 | 3 | 4 | 5 | 6 | 7 |
| 57 | Meine Grundeinstellung ist optimistischer als bei den meisten, die ich kenne. | 1 | 2 | 3 | 4 | 5 | 6 | 7 |
| 58 | An Verlusten trage ich lange. | 1 | 2 | 3 | 4 | 5 | 6 | 7 |

| | | 1 völlig unzutreffend | 2 weitgehend unzutreffend | 3 eher unzutreffend | 4 weder noch bzw. weiß nicht | 5 eher zutreffend | 6 weitgehend zutreffend | 7 völlig zutreffend |
|---|---|---|---|---|---|---|---|---|
| 59 | Ich bin ein zielstrebiger Mensch. | 1 | 2 | 3 | 4 | 5 | 6 | 7 |
| 60 | Routineaufgaben sind mir lieber als solche, an denen man auch scheitern kann. | 1 | 2 | 3 | 4 | 5 | 6 | 7 |
| 61 | Ich gehe an Probleme so unvoreingenommen heran wie möglich. | 1 | 2 | 3 | 4 | 5 | 6 | 7 |
| 62 | Wenn man Hilfe oder Rat braucht, ist meist sowieso niemand da. | 1 | 2 | 3 | 4 | 5 | 6 | 7 |
| 63 | Es ist mir wichtig, alle Konsequenzen zu durchdenken, bevor ich etwas tue. | 1 | 2 | 3 | 4 | 5 | 6 | 7 |
| 64 | Ich mache mir oft Sorgen über die Zukunft. | 1 | 2 | 3 | 4 | 5 | 6 | 7 |
| 65 | Was vorbei ist, ist für mich erledigt. | 1 | 2 | 3 | 4 | 5 | 6 | 7 |
| 66 | Es kommt selten vor, dass ich ein Vorhaben über einen längeren Zeitraum verfolge. | 1 | 2 | 3 | 4 | 5 | 6 | 7 |

| | | 1 völlig unzutreffend | 2 weitgehend unzutreffend | 3 eher unzutreffend | 4 weder noch bzw. weiß nicht | 5 eher zutreffend | 6 weitgehend zutreffend | 7 völlig zutreffend |
|---|---|---|---|---|---|---|---|---|
| 67 | Es muss schon viel passieren, damit ich mal ratlos werde. | 1 | 2 | 3 | 4 | 5 | 6 | 7 |
| 68 | Um Probleme schnell aus der Welt zu schaffen, greife ich oft nach der erstbesten Lösung. | 1 | 2 | 3 | 4 | 5 | 6 | 7 |
| 69 | Ich habe ein Netz von Kontakten, in dem man sich gegenseitig hilft. | 1 | 2 | 3 | 4 | 5 | 6 | 7 |
| 70 | In Beruf, Ausbildung, Studium plane ich nicht groß im Voraus. | 1 | 2 | 3 | 4 | 5 | 6 | 7 |

# 1. Säule: Optimismus
# Pessimisten küsst man nicht

Wer mag schon die ewigen Nörgler und Schwarzseher? Es sind die optimistischen Menschen, die anziehend wirken. Optimismus lässt einen Menschen von innen heraus strahlen und schafft die unverzichtbare Grundlage für ein gutes und stabiles Lebensgefühl – so auch für innere Stärke, für Resilienz.

Sicherlich bekommen alle Menschen eine Portion Optimismus als Geschenk in die Wiege gelegt. Wie sonst sollten wir die ersten Klippen des Lebens meistern? Allerdings steht es auch außer Frage, dass nicht alle gleich viel bekommen – denn es gibt ihn ja wirklich, den »geborenen Optimisten«! Die meisten Menschen müssen allerdings die Ärmel hochkrempeln und etwas dafür tun, wenn sie mehr als ihre Anfangsration haben wollen. Zum Glück hilft uns unser Gedächtnis, denn es speichert positive Erlebnisse und Eindrücke lieber als negative. Dieser Neigung kommen wir entgegen, wenn wir das optimistische Denken gezielt trainieren.

Niemand wird von heute auf morgen zum Optimisten. Aber vielleicht *sind* Sie ja schon ein Optimist, ohne es zu wissen! Haben Sie sich nach Krisen nicht immer wieder berappelt? Haben Sie nicht schon so manche Niederlage weggesteckt? Haben Sie sich nicht immer wieder aufgerichtet, nachdem jemand Sie klein gemacht hat? Nachdem Sie verlassen wurden? Nachdem das Schicksal Ihnen übel mitgespielt hat?

Aber wer ist überhaupt ein »Optimist«? Wir stellen uns darunter meist die ewig gut Gelaunten, die ständigen Lächler, die dynamischen Frischwärts-Typen vor. Doch die Optimismusforschung hat etwas herausgefunden, was überraschend und für uns alle relevant ist: Optimisten sind keineswegs nur die lauten, immer fröhlichen Zeitgenossen. Die wahren Optimisten sind vor allem jene Menschen, die wissen, dass sie den Verlauf ihres Schicksals beeinflussen können, dass kein Tief im Leben ewig andauert und dass sie die Kraft haben, ihr Leben selbst in die Hand zu nehmen. Optimisten deuten ihre schwierige Lage als vorübergehende Krise. Niederlagen und Rückschläge gehören für sie zum Leben, werden früher oder später überwunden, und dann geht es wieder aufwärts. Außerdem wissen Optimisten, dass sie nicht (nur) darum in diese Krise geraten sind, weil sie Fehler gemacht haben. In diesem differenzierten, optimistischen Ansatz liegt eine Wurzel der Resilienz.

Der amerikanische Psychologe und Motivationsforscher Martin Seligman hat sich sehr eingehend mit dem Thema Optimismus[1] befasst. Seligman gilt als einer der Väter der Positiven Psychologie, die es sich zum Ziel gesetzt haben, die immer noch weit verbreitete Ausrichtung der Psychologie an frühkindlichen Störungen und Krankheitsbildern durch Modelle zu ersetzen, in deren Mittelpunkt nicht länger die Defizite, sondern die Stärken eines Menschen

stehen. Die Positive Psychologie geht davon aus, dass sich Menschen in jedem Alter verändern können, dass es für jeden Einzelnen entsprechende Möglichkeiten gibt, sein Schicksal selbst in die Hand zu nehmen und auch negative Erfahrungen gut zu verarbeiten. Daher ist die Resilienz-Forschung ein Herzstück der Positiven Psychologie, die nach Schutzfaktoren Ausschau hält und nach allem, was einen Menschen glücklich macht.
Der Ausgangspunkt für Martin Seligmans Forschungen war das Studium von Depressionen, das ihn dann zu deren Gegenteil, zum Optimismus geführt hat. Hier eine Zusammenfassung seiner wichtigsten Forschungsergebnisse:

## Optimisten

- erwarten, dass ihnen das Leben mehr Gutes als Schlechtes bescheren wird.
- halten Niederlagen für vorübergehend.
- erwarten, dass sie Niederlagen in absehbarer Zeit bewältigen.
- sehen Niederlagen als punktuelle Rückschläge, die nur auf diesen besonderen Fall beschränkt, also einmalig sind.
- schieben sich selbst nicht automatisch die Schuld für eine Niederlage zu, sondern analysieren genau, in welchem Maße (auch) die Umstände, eine Pechsträhne oder andere Leute dafür verantwortlich sein könnten.
- betrachten eine schwierige Situation als eine Herausforderung, die von ihnen besondere Anstrengungen verlangt.

Im Rahmen ihrer Arbeit haben Seligman und andere Forscher herausgefunden[2], dass Optimismus das Wohlbefinden in vielen Lebensbereichen steigert:

Optimisten sind
- gesünder,
- erfolgreicher,
- leistungsfähiger,
- spüren weniger Stress,
- geben seltener auf,
- ärgern sich weniger,
- sind seltener deprimiert,
- haben weniger Angst,
- fühlen sich seltener einsam,
- leiden weniger unter altersbedingten körperlichen Beschwerden und
- sie leben länger.

Darüber hinaus sind Optimisten in schwierigen Situationen belastbarer und aktiver. Sie beweisen
- längeres Stehvermögen,
- suchen kreativer nach Auswegen, sind
- besser motiviert als andere.

Und da Optimisten sicher sind, dass sie ihr Ziel erreichen werden,
- machen sie sich weniger Sorgen.

## Optimisten in der Politik

Seligman konnte auch nachweisen, dass Optimisten häufiger in öffentliche Ämter gewählt werden. Durch dieses Ergebnis seiner Untersuchungen angespornt, wertete er Daten der amerikanischen Präsidentschaftswahlen zwischen 1900 und 1984 aus – und auch dabei gingen Optimisten meist als Erste durchs Ziel:

- In 18 von 22 der untersuchten Präsidentschaftswahlen wählten die Amerikaner den Kandidaten, der optimistischere Reden hielt.
- Wenn ein Kandidat aus einer fast aussichtslosen Position an die Spitze kam, war er optimistischer als sein Gegner.
- Kandidaten, die wesentlich optimistischer auftraten als ihr Gegner, gewannen sogar haushoch.[3]

Optimisten wirken generell sympathisch – manche allerdings haben eine ganz besondere Ausstrahlung. Erinnern Sie sich noch an Hans und seine Glückshaut, von dem im ersten Kapitel die Rede war? Bill Clinton scheint ein solcher Glückshaut-Mensch zu sein, denn obwohl er als Präsident von einem Skandal in den nächsten zu stolpern schien, genießt er bis heute weltweit große Sympathie. Amerikanische Presseleute gaben dem Stehaufmännchen Clinton einen besonders treffenden Spitznamen: »Comeback Kid«. Mit Tony Blair verhält es sich etwas anders. Er galt jahrelang als unverwüstlicher Optimist, als Strahlemann und Gewinner in der politischen Arena, obwohl auch er gelegentlich erheblich unter Druck stand. Doch der Spitzname dieses Stehaufmännchens klingt nicht ganz so sympathisch – man nennt ihn »Teflon-Tony«, weil jeder Skandal und jede Niederlage an ihm abzuperlen scheinen.

Und wie steht es um die deutschen Politiker? Strahlte Schröder im Bundestagswahlkampf 2002 mehr Optimismus aus als Stoiber? Und wirkte der wiederum optimistischer als Angela Merkel? Untersuchungen über den Optimismusquotienten von Regierung und Opposition in Berlin stehen noch aus.

## ... und im Sport

In weiteren Untersuchungen belegte Seligman seine Optimismus-Theorie auch an amerikanischen Sportlern.[4] In aller Kürze lauten seine Erkenntnisse:

- Erfolg auf dem Sportplatz lässt sich durch das Messen von Optimismus ebenso voraussagen wie
- Misserfolg durch das Messen von Pessimismus.

In seinen »Anweisungen an Trainer«[5] hat Seligman seine Forschungsergebnisse auf diesem Gebiet zusammengefasst, die die psychologische Betreuung der Sportler revolutioniert haben:

- Wie optimistisch ein Sportler wirklich ist, kann selbst ein erfahrener Trainer nicht mit letzter Sicherheit bestimmen. Mit einem von Seligman entwickelten Test kann er den wahren »Optimismusquotienten« seines

Schützlings ermitteln. Diese Testergebnisse erlauben sehr zuverlässige Erfolgsprognosen.

- Die Stärke des Optimismus muss darüber entscheiden, welcher Spieler wann und wo optimal eingesetzt werden kann.
- Die Stärke des Optimismus muss auch darüber entscheiden, wer am besten in welche Mannschaft passt.
- Wenn zwei Sportler etwa die gleiche sportliche Begabung mitbringen, ist der Optimist immer die bessere Wahl. Er wird auf lange Sicht besser abschneiden.

Am Beispiel einiger Sportler werden Seligmans Thesen anschaulich. Wo stünden zum Beispiel Lance Armstrong, Jan Ullrich oder Franziska von Almsick ohne ihren Optimismus? Diese drei Weltspitzensportler führen exemplarisch vor, was Optimismus bewirken kann: Wer den Glauben behält, dass Krisen vorübergehen, Hindernisse überwindbar sind und jeder selbst etwas dazu beitragen kann, wird Krankheiten, persönliche Krisen oder eine Serie von Misserfolgen überwinden, wieder neu anfangen – und wieder siegen.

## Alles vergeht

Niederlagen lösen in jedem Menschen erst einmal ein Gefühl von Hilflosigkeit aus. Wir sind starr vor Schreck, wie gelähmt. Eine Zeit lang sind wir handlungsunfähig und fühlen uns vielleicht auch als Opfer. Wir sind deprimiert. Jeder Schwung ist verflogen. Die Zukunft wirkt wie ein dunkler, unüberwindbarer Berg, jede Bewegung ist eine Anstrengung. Wie lange ein solcher Zustand anhält, hängt ebenso von der Schwere der Krise wie von der Persönlichkeit des Betroffenen ab. Manche Menschen berappeln sich schnell, andere leiden Monate oder sogar Jahre.

Ein erster Schritt, mit dem sich resiliente Menschen aus dieser Lähmung lösen, ist die Erkenntnis, dass unser Erleben und unsere seelische Befindlichkeit sich ständig verändern und dass jede dieser Phasen auch ein Ende hat.

Denken Sie an etwas sehr Unangenehmes wie starke Schmerzen. Selbst wenn es Ihnen scheint, als seien die Schmerzen ständig da, vergessen Sie sie manchmal für einen Moment. Das Fernsehprogramm war interessanter, jemand hat angerufen, das Fleisch ist angebrannt – schon sind die Schmerzen für eine kleine Weile vergessen.

Das Gleiche gilt für seelische Schmerzen. Selbst wenn Sie sich furchtbar fühlen und glauben, dass Sie nach dieser schrecklich peinlichen Sache mit dem Chef sehr bald Ihren Job verlieren werden, gibt es auch Momente, in denen Sie an etwas anderes denken – dann plaudern Sie wieder ganz normal mit den Kollegen, weil Sie das große, das furchtbare ›Es‹ vergessen haben.

Solche unbeschwerten Momente werden länger und häufiger, langsam kehrt das normale Leben zurück. Wie tief Ihr momentanes Unglück auch sein mag: Ihre Lebenserfahrung schenkt Ihnen die tröstliche, die optimistische Erkenntnis, dass alles vorübergeht. Zeit heilt wirklich alle Wunden. Unglück, Niederlagen, schlechte Stimmungen – alles geht vorüber.

## Morgen gibt's neue Sorgen

1. Legen Sie eine Liste mit den wichtigsten Sorgen an, die Sie vor 5 Jahren gequält haben.
2. Prüfen Sie, was davon heute noch aktuell ist.

## A bisserl woas geht imma

Optimismus ist ein Lebenselixier, und auch der Fußball-Kaiser Franz Beckenbauer reagiert immer wieder wie ein leiser, aber unverbesserlicher Optimist: »Schaun mer mal, dann sehn mer scho.« Mit diesem schlichten Satz drückt er perfekt sein gelassenes Wissen darum aus, dass sich alles ständig verändert, dass er auf eine positive Wendung hofft und erst reagieren wird, wenn der richtige Zeitpunkt gekommen ist. Und bis es so weit ist, wird er sich nicht verrückt machen lassen. So hat er schon einige Skandale hinter sich gebracht, ohne dass sie ihm wirklich geschadet hätten. Mit siebzehn – noch in der Jugendmannschaft – wird er zum ersten Mal Vater. Insgesamt hat er fünf Kinder aus drei Beziehungen. Jetzt, im Großvateralter, hat er seine Ehefrau verlassen, weil er – mit einer 21 Jahre jüngeren Frau an seiner Seite – wieder Vater geworden ist. Skandale und Skandälchen, die ihn noch nicht einmal einen Werbevertrag gekostet haben. Beckenbauers Ausstrahlung eines sympathischen Siegertyps entwaffnet selbst seine Kritiker immer wieder.
Wie anders wirkte doch der meist ziemlich mürrisch blickende Oliver Kahn in einer vergleichbaren Krise. Und dennoch muss auch Oliver Kahn Optimist sein. Denn Optimisten sind sie alle, die Stars und Prominenten. Keiner

von denen, die nach einem Absturz, schlechter Presse und öffentlicher Häme wieder auftauchen, ist ein Pessimist. Ob Madonna, Jil Sander, Joschka Fischer, Winona Ryder oder Montserrat Caballé – alle haben sich nach persönlichen Krisen oder einer katastrophalen Niederlage wieder aufgerappelt und weitergemacht. Dabei haben sicher auch andere Resilienz-Faktoren eine Rolle gespielt, aber ohne Selbstvertrauen und die Überzeugungen, dass Niederlagen vorübergehen und irgendwann nicht mehr wichtig sind, hätten sie gar keinen zweiten Versuch gestartet.

Schicksalsschläge, Enttäuschungen, Krisen durchziehen das menschliche Leben wie ein roter Faden. Es ist jedoch nur *ein* roter Faden in dem Stoff, aus dem das Leben ist. Daher vergessen wir die Rückschläge wieder – spätestens wenn wir anfangen, neue Pläne zu schmieden. Nichts ist lähmender als die Vorstellung, dass alles, aber auch alles grau in grau ist. Dabei ist dieser Gedanke sowieso falsch. Irgendwo ist immer eine Lücke, eine Atempause, ein Hoffnungsstrahl. Lernen Sie die Politik der kleinen Schritte zu schätzen:

### Die Bergsteigerregel

Haben Sie einmal eine Ausbildung, einen Lehrgang, einen Kurs gemacht? Wenn nicht, kennen Sie die Situation noch aus der Schulzeit: Stellen Sie sich vor, Sie hätten schon am Anfang überblickt, wie viele tausend, ja zehntausend Schritte Sie auf dem Weg zum Ziel würden machen müssen. Hätten Sie sich dann jemals getraut, auch nur den ersten zu tun?

Es kann sehr sinnvoll sein, nur bis zur nächsten Ecke zu denken, wenn man etwas Größeres anfängt. Speziell dann, wenn Sie in einer Krise stecken oder/und ein bisschen dazu neigen, sich entmutigen zu lassen. In Krisen ist das Selbstvertauen meist angeschlagen. Umso wichtiger ist es dann, das Große in überschaubare, kleine Schritte zu gliedern. Erfahrene Bergwanderer beherzigen darum während ihrer Touren eine einfache Regel:

**Nie auf den Gipfel schauen!**

Von unten sehen die Berge oft so Respekt gebietend aus, dass der Aufstieg geradezu unmöglich erscheint. Setzt man aber brav einen Fuß vor den anderen und orientiert sich immer nur am nächsten Teilstück, geht es viel leichter. Was die Motivation und das Selbstbewusstsein stärkt, ist ein gelegentlicher Rückblick auf den Ausgangspunkt. Schon nach 10 Minuten kann es unglaublich sein, wie winzig das Auto, die Straße, der Ausgangspunkt im Tal geworden sind. Wenn man dann oben angelangt ist, ist das natürlich die Krönung.

## Alle sind immer so gemein zu mir

Manchmal lernt man am besten von negativen Beispielen. Besonders bieten sich in diesem Zusammenhang die Pessimisten an, denn Pessimisten verstricken sich oft im negativen Denken. Eine typische destruktive Gedankenkette entsteht zum Beispiel durch die Neigung, Negatives zu verallgemeinern:

»*Alle* sind *immer* so gemein zu mir!«
»Alle« und »immer« – was kann man dagegen schon ausrichten? Man ist »ihnen« (schon deutet sich eine Verschwörung an!) hilflos ausgeliefert. Mit solchen Gedanken kommt das Elend richtig in Schwung und kann – wenn der Pessimist es durch weitere deprimierende Erkenntnisse über die böse Welt hegt und pflegt – die absurdesten Ausmaße annehmen.
Der Optimist macht es anders. Er schaut genau hin und vereinfacht dadurch sein Leben drastisch. So konstatiert er, was wirklich passiert ist: »Karl war gemein zu mir.« Also waren Stefan, Karin und Matthias nett oder zumindest nicht gemein. Und mit Karl kann man es allemal aufnehmen! Schon wird das Ganze überschaubar.

- **Der Pessimist sagt:**
  Nie kann mich einer leiden.
- **Der Optimist sieht die Situation differenzierter:**
  Der Chef der Marketingabteilung kann mich nicht leiden.
- **Der Pessimist sagt:**
  Es klappt gar nichts. Darum hat es keinen Sinn, dass ich mich überhaupt noch anstrenge.
- **Der Optimist sagt:**
  Meine Vorschläge sind in der Marketingabteilung abgeblitzt, jetzt probiere ich es im Vertrieb.
- **Der Pessimist sagt:**
  Mülltrennung ist sinnlos, wenn unsere Nachbarländer nichts in dieser Richtung tun.
- **Der Optimist sagt:**
  Vielleicht sind die meisten europäischen Länder noch

weit von einem vernünftigen Recycling entfernt, aber immerhin gibt es jetzt in Frankreich die ersten Initiativen, und die Situation wird sich auch in anderen Ländern bald ändern.

Merken Sie den Unterschied? Verallgemeinernde, ins Riesige aufgeblähte, negative Aussagen und Bewertungen machen uns bedeutungslos, hilflos, antriebslos. Doch sobald sich der Blickwinkel ein wenig verändert, sobald nicht mehr »alles immer« Mist ist und man in einer vertrackten Situation auch jene Bereiche wahrnehmen kann, die unbeschadet geblieben sind, kann man Hoffnung schöpfen und aktiv werden. Das ist der Weg der Resilienz.

## Wer keine Fehler macht, erlebt auch keine Fortschritte

Ein Optimist geht mit dem Gefühl durch das Leben, dass das Schicksal ihm auf lange Sicht mehr Gutes als Schlechtes bescheren wird, dass dieses »Schlechte« – was immer es sein mag – vorübergehen wird und er selbst Teil der Lösung ist. Kurz: Er ist keiner dunklen Schicksalsmacht ausgeliefert, er kann sein Leben steuern und Schwierigkeiten meistern. Ein geradezu unfassbarer Optimist ist der Belgier Gérald Métroz.

### »Ich glaube, dass ich einen guten Stern habe.«

Dieser Satz steht in Métroz' Bestseller *Ich lass mich nicht behindern*[6]. Ein ganz und gar unglaublicher Satz, denn das Schicksal hat es ihm nicht leicht gemacht: Als er zwei Jahre alt war, trennte ihm ein Zug beide Beine oberhalb der Knie ab. Doch Métroz begann schon als kleines Kind zu kämpfen. Er lernte, mit Prothesen zu laufen, und wurde schließlich sogar Torwart beim Eishockey! Er studierte, arbeitete als Rundfunkmoderator und ist heute Sportmanager. Seine Tapferkeit und seine Zielorientiertheit halfen ihm immer wieder, das Leid seiner Behinderung zu bewältigen. In seinem Buch macht er auch anderen Mut, sich dem Leben zu stellen und die Welt mit den Augen eines Optimisten zu sehen.

Wer lernen möchte, seine innere Stärke, also seine Resilienz aufzurichten, hat in Menschen wie Gérald Métroz ein Vorbild. Eine lebenslange Behinderung wie die seine ist nicht mit Krisen wie Liebeskummer, einer Entlassung oder einer normalen Krankheit vergleichbar. Der Verlust beider Beine ist endgültig und irreparabel. Er ist durch nichts rückgängig zu machen. Das ist eine existentielle Prüfung, für deren Bewältigung mehr als das übliche Maß an Charakterstärke nötig ist.

Und doch schaffen es viele Menschen mit schweren körperlichen Behinderungen, ihr Schicksal so anzunehmen, wie Métroz es konnte. Sie alle verbindet eines: Sie haben ihre Behinderung insofern relativiert, als sie sie nicht mehr als etwas Besonderes, Ungeheuerliches oder Fremdes ansehen. Sie interpretieren sie als selbstverständlichen Teil ihres Lebens: Ihre Behinderung ist das Päckchen, das

das Schicksal ihnen aufgebürdet hat – andere Menschen haben andere Lasten zu tragen und zu ertragen.
Das mag objektiv stimmen oder nicht – entscheidend ist, dass ein solcher *subjektiver* Glaube dazu führt, dass das eigene Leid seine grausame und einzigartige Ungerechtigkeit verliert. Es wird zu etwas, das alle Menschen auf die eine oder andere Weise kennen, durchmachen und bewältigen müssen.

## Das Feld verkleinern

Wie hat Métroz es geschafft, zu einem erfüllten Leben zu finden? Gemessen an den Myriaden an Verhaltens- und Lebensmöglichkeiten, die gesunden unbehinderten Kindern und Erwachsenen offen stehen, blieb ihm nicht viel. Métroz muss es geschafft haben, sein »Feld« zu verkleinern: Statt auf all das zu starren, was ihm nicht möglich war, hat er sich auf das konzentriert, was möglich war, und hat in diesem verkleinerten Suchfeld seine Optionen offenbar voll ausgeschöpft. Gemessen an seinen Möglichkeiten wurde er Weltmeister. Das stärkt das Selbstbewusstsein.
Was können Sie tun, obwohl Ihre Möglichkeiten durch Ihre konkrete Situation momentan oder dauerhaft eingeschränkt sind?
Hatten Sie einen Unfall? Müssen Sie sich auf eine Behinderung einrichten? Vielleicht fällt Ihnen deswegen das Laufen schwer, aber könnten Sie stattdessen Fahrrad fahren, den Bus nehmen, eine Fahrgemeinschaft finden, Schlittschuh laufen, Eishockey spielen

etc.? Außerdem kann Sie die Gehbehinderung nicht daran hindern, etwas Neues zu lernen, zu lesen, zu studieren und sich mit Gleichgesinnten zu treffen. Schielen Sie nicht auf das, was für Sie früher möglich war. Konzentrieren Sie sich auf das, was jetzt möglich ist.

Bei der Lektüre der Biografien solch starker Menschen wie Métroz fällt auch auf, dass sie alle ein besonderes Talent dafür entwickelt haben, die kleinen Freuden, das bescheidene Glück, die freundlichen Zufälle zu erkennen und zu schätzen. So wurde der zweijährige Métroz nach dem Unfall von einer Krankenschwester betreut, die eine Handprothese trug: Marthe Grenon hat eine verstümmelte rechte Hand mit nur einem Finger. Sie selbst schreibt in Métroz' Biografie:

*»In meinem Berufsleben bin ich viel herumgekommen. Aber ich kannte keine [Krankenschwester], die eine Hand oder andere Gliedmaßen verloren hatte. Zum Zeitpunkt seines Unfalls hatte Gérald also nur eine winzige Chance, unter dem Krankenhauspersonal auf jemanden zu stoßen, der besser als irgendjemand sonst verstehen konnte, was mit ihm geschehen war [...] Genauso habe ich die Gewissheit, dass er die Verwandtschaft unserer Gebrechen gespürt hat. Ich habe viel über den Zufall unserer Begegnung nachgedacht.«*[7]

Marthe Grenon beschreibt, wie der kleine Gérald sie immer wieder bat, ihre Handprothese abzunehmen, und er manchmal nur unter dieser Bedingung bereit war, sich zu

bewegen. »Bewegen« hieß für dieses Kind, zu lernen auf seinen Händen zu laufen.
Dieses kleine Wesen, das mit anhören musste, wie sein Vater Gott anfleht, den Sohn zu sich zu nehmen, statt ihn in diesem Zustand am Leben zu lassen, besaß eine unglaubliche innere Kraft und den ungebrochenen Willen, seinen Eltern Ehre zu machen. Er wollte der Stolz seines Vaters werden und wählte den unglaublichen Weg, seine körperliche Behinderung durch untadeliges Verhalten, Tapferkeit und Ehrgeiz auszugleichen.

Resiliente Menschen wie Gérald Métroz glauben fest daran, dass sie ihr Schicksal beeinflussen und formen können. Er steht für all jene, die sich trotz schwerster körperlicher Beeinträchtigungen nicht entmutigen lassen. Ein weiteres Beispiel sind jene Menschen, die aus den ärmsten Verhältnissen stammen und es allen Widrigkeiten zum Trotz bis ganz oben geschafft haben: Sie wurden berühmt und reich, sie haben den amerikanischen Traum vom Tellerwäscher zum Millionär wahr gemacht. Als ein Beispiel, stellvertretend für viele andere, sei hier Jennifer Lopez genannt, das sprichwörtliche arme Mädchen aus einer einfachen Hispano-Familie, das es mit unglaublicher Energie geschafft hat, eine sagenhaft erfolgreiche Sängerin, Schauspielerin und Geschäftsfrau zu werden. Sie wollte singen, das war ihr Ziel. Und was immer sie sonst noch mitbrachte – Talent, gutes Aussehen, Disziplin oder auch die richtigen Beziehungen: Ohne den unverwüstlichen Optimismus, dass sie es im Leben weiter bringen würde als ihre Schulfreundinnen, wäre sie als Sängerin vielleicht nicht weiter als bis zur nächsten Nachtbar gekommen.

Gerade in schwierigen Zeiten ist es wichtig, sich auf das zu besinnen, was man gern tut und gut kann. Gönnen Sie sich eine kleine Auszeit und fragen Sie sich, wo Ihre Stärken liegen:

- Was können Sie gut?
- Was tun Sie gern?
- Was fällt Ihnen leicht?
- Woran entzündet sich Ihre Fantasie?
- Was macht Ihnen Spaß?
- Wovon tagträumen Sie am liebsten?

## Achte auf deine Gedanken…

> Achte auf deine Gedanken, denn Sie werden deine Worte,
> achte auf deine Worte, denn sie werden deine Taten,
> achte auf deine Taten, denn sie werden deine Gewohnheiten.
> *Jüdisches Sprichwort*

Resiliente Menschen kennen ihre Stärken, aber sie wissen auch, dass es im Leben einiges gibt, was sie nicht beeinflussen können: Dazu gehört vieles, womit wir geboren werden – Augen- und Hautfarbe – ebenso wie das Wetter und Naturkatastrophen, persönliche Schicksalsschläge und meist leider auch das Verhalten anderer Menschen. Es liegt allerdings in unserer Macht, unsere Einstellung zum Leben zu bestimmen. Ist für Sie das Glas eher halb voll oder halb leer? Erwarten Sie, dass der morgige Tag Schlechtes bringt? Oder glauben Sie fest daran, dass das Schicksal Ihnen freundlich gesonnen ist? Denken Sie, wenn nach einer langen Glückssträhne einmal etwas richtig danebengeht: »Das musste ja kommen. Darauf habe ich gewartet. Für gute Zeiten muss man immer bezahlen.« Oder kämen Sie gar nicht erst auf den Gedanken, dass Sie für eine gute Zeit bestraft werden könnten?

Um sich auf die Spur zu kommen und das seelische Immunsystem zu stärken, ist es wichtig, dass Sie Ihre inneren Monologe, Ihre Denkmuster und Glaubenssysteme kennen: Wissen Sie eigentlich, was in Ihrem Kopf vor sich geht? *Hören* Sie Ihre inneren Monologe? Zischt in Ihrem Kopf gelegentlich die mahnende Stimme Ihrer Großmutter, dass Sie sich schon wieder nicht wie ein anständiges Mädchen aufführen? Hören Sie immer noch die Verhaltensregel Ihrer Mutter, sich nie und nimmer gehen zu lassen? Kämpfen Sie immer noch gegen das barsche Urteil Ihres Vaters an, dass Sie ein Taugenichts sind?

Welche anderen Stimmen plappern in Ihrem Kopf und vermiesen Ihnen die Freude am Leben? Sagen sie Ihnen, dass Sie nicht immer so egoistisch sein sollen? Dass Sie nichts Besseres verdienen als eine erbärmliche Behandlung und diesen miesen Job? Dass Sie ein jämmerlicher Waschlappen und Versager sind? Uns ist selten wirklich klar, wie stark innere Monologe unser Ver… lenken.
Erst wenn wir uns die Zeit nehmen, ein… Ruhe
zuzuhören, was sich in unserem …en
wir darangehen, diese dest…
und selbst zu bestimmen…

## »Ich darf das!«

Viele Menschen laufen mit einem »kleinen Mann im Ohr« herum – es kann auch eine kleine Frau sein –, der ihnen beständig zuflüstert: »Benimm dich altersgemäß!« – »Sei nicht so ein Jammerlappen!« – »Stell dich nicht so an!« – »Beeil dich!« – »Gib dir Mühe!«, und so fort. Wenn sich derartige Stimmen zu häufig oder zu laut melden, ist das gefährlich – sie vergiften unser Innenleben.

Denken Sie ein paar Minuten lang darüber nach, welche »Antreiber-Botschaften« oder Verbote Ihr kleiner Tyrann bevorzugt auf Lager hat.

Und dann kommt das Wichtigste:

Formulieren Sie ein Gegengift!

Gestatten Sie sich trotz der Einflüsterungen, die Sie ständig mit anhören müssen – ob ganz leise oder gebrüllt –, etwas Bestimmtes zu tun. Zum Beispiel: Ich darf ... traurig sein ... es mir leicht machen ... mir Zeit lassen ...

Es kann sinnvoll sein, eine solche Erlaubnis in großen Buchstaben aufzuschreiben oder auszudrucken und an einen Spiegel oder an den Kühlschrank zu hefte[illegible] Wenn Sie nicht allein wohnen und keine Lust au[illegible] Erklärungen haben, nehmen Sie einfach [illegible]uchstaben. Wichtig ist, dass Sie re-[illegible]ert werden:

[illegible]

[illegible] in Schwierigkei-[illegible] wir den immer [illegible] gleichen Kreislauf – wie ein Hamster im Rad. Die Zen-Meisterin Charlotte Beck schreibt dazu: »Es gibt nur einen Weg, diesem Teufelskreis zu entgehen und uns selbst klar zu sehen ... Wir müssen den Verstand beobachten und merken, was er tut.«[8]

Der Weg aus dem Hamsterrad heraus führt also über die Selbstbeobachtung. Was reden wir uns ein? Innere Dialoge, Einstellungen und Verhaltensmuster lassen sich erst verändern, wenn wir sie erkannt und uns Klarheit darüber verschafft haben, was sie anrichten. Resiliente Menschen wissen, wie wichtig es ist, negative Gedanken und destruktive Verhaltensmuster zu verändern und durch eine neue, optimistische Einstellung zu ersetzen.

Schon die Überzeugung, dass Veränderung möglich ist, gibt Auftrieb und wird zu einer sich selbst erfüllenden, positiven Prophezeiung. Probieren Sie es aus!

## Sich neu erfinden

»Der Mensch ist ein sich ständig neu erfindendes System«, sagt der berühmte Neurobiologe und Systemtheoretiker Humberto Maturana und bestätigt damit als Wissenschaftler, was sich alltäglich beobachten lässt: Menschen verändern sich unablässig. Ein Star wie Madonna führt das konkret vor. Der Satz, dass sie sich »ständig neu erfindet«, fehlt in keinem Artikel über sie – und das bereits seit den Achtzigerjahren! Sie ist tatsächlich eine solche Meisterin darin, sich in der Öffentlichkeit immer wieder anders darzustellen, sodass paradoxerweise ebendieser ständige Wandel zu ihrem unveränderlichen Markenzei-

chen geworden ist. Mit jeder neuen CD kommt sie als ein anderer Frauentyp daher: Vamp, Cowgirl, Lederfetischistin und indische Göttin sind nur vier ihrer zahllosen Rollen. Mit zirka 100 Millionen verkauften CDs hat sie mehr Singles auf den internationalen Hitlisten als die Beatles oder Elvis Presley. Sie ist als Sängerin Weltklasse und daneben eine unglaublich erfolgreiche und gerissene Geschäftsfrau. Ihr Vermögen beläuft sich immerhin auf geschätzte 500 Millionen Dollar und vermehrt sich ständig weiter. Im Privatleben tritt sie jetzt nach heißen Single-Jahren als hingebungsvolle Ehefrau und Mutter auf. Es ist also offensichtlich in jeder Hinsicht außerordentlich lohnend, sich immer wieder neu und anders auszuprobieren.
Madonna ist etwas ganz Besonderes. Mehr noch, sie ist einmalig. Doch dieses Maß an Energie und Fantasie, mit dem sie das einmal Erreichte immer wieder in Frage stellt und verändert, lässt sich in kleinerem Maßstab durchaus auf den normalen Alltag übertragen:

- Wenn Sie zum Beispiel aufhören, sich als unattraktiven Stubenhocker zu definieren, werden Sie wahrscheinlich eher bereit sein, auszugehen und sich anderen zu öffnen.
- Wenn Sie beschließen, dass Sie liebenswert sind, werden andere Menschen möglicherweise auf einmal viel netter zu Ihnen sein.
- Wenn Sie sich den nächsten Karrieresprung zutrauen, werden Sie ihn leichter schaffen.
- Und außerdem: Wenn es Ihnen gelingt, eine bessere Meinung über sich selbst zu haben, werden Sie bald

sich und andere mit mehr Wohlwollen behandeln. Wie man in den Wald hineinruft ...

Es kostet natürlich Überwindung und viel Mut, um sich von dem Gewohnten zu entfernen und etwas Neues auszuprobieren, aber wir haben alle Trümpfe dazu in der Hand. Wir müssen es nur tun.

## Seines Glückes Schmied sein

Glück beruht oft nur auf dem Entschluss,
glücklich zu sein.

*Lawrence Durrell*

Eines ist gewiss: Alle Menschen möchten glücklich sein. Die Amerikaner haben das Recht darauf, nach Glück zu streben, sogar in ihrer Verfassung verankert, und der Dalai Lama sagt, dass Glücklichsein unser eigentlicher Lebenszweck ist. Nun gibt es allerdings auf der Welt vermutlich ebenso viele Vorstellungen vom Glück, wie es Menschen gibt. Was also bedeuten Glück, Zufriedenheit, Lebensfreude für *Sie*? Wie soll Ihr Leben aussehen? Was macht Sie wirklich glücklich? Bevor Sie Ihr Schicksal in die Hand nehmen können, müssen Sie wissen, was Sie wollen und was Sie sich wünschen.

Optimisten, Glückskinder und Überlebenskünstler wissen, was sie froh macht – unabhängig von der aktuellen Tagesverfassung, Jahreszeiten oder anderen Menschen. Oftmals sind es kleine Dinge, die anderen Menschen ganz nebensächlich und banal erscheinen mögen. Doch für die Lebenskünstler unter uns sind sie ein Kraftreservoir. Der Dichter Bertolt Brecht hat seine Liste folgendermaßen formuliert:

**Vergnügungen**
Der erste Blick aus dem Fenster am Morgen
Das wiedergefundene alte Buch
Begeisterte Gesichter
Schnee, der Wechsel der Jahreszeiten
Die Zeitung
Der Hund
Die Dialektik
Duschen, schwimmen
Alte Musik
Bequeme Schuhe
Begreifen
Neue Musik
Schreiben, pflanzen
Reisen, singen
Freundlich sein

### Glück

Wie sieht Ihre Liste aus?
Was macht Sie glücklich, wenn Sie allein sind?
Aus welchem inneren Fundus können Sie schöpfen, um sich selbst glücklich zu machen?

Worüber freuen Sie sich?
Was macht Sie zufrieden?
Worauf sind Sie stolz?

Wofür sind Sie dankbar?
Wofür begeistern Sie sich?
Welches sind Ihre schönsten Erinnerungen?
Was tun Sie besonders gern?
Was hören Sie besonders gern?
Was lesen Sie besonders gern?
Worüber müssen Sie garantiert schmunzeln?
Wann waren Sie besonders mutig?
Wo fühlen Sie sich besonders wohl?
Wie entspannen Sie sich am besten?
Bei welcher Tätigkeit sammeln Sie Kraft?
In welcher Umgebung?
In welchem Klima?

Ihre Liste kann die unterschiedlichsten Dinge umfassen. Für Bertolt Brecht entstehen Glücksgefühle durch etwas so Selbstverständliches wie bequeme Schuhe oder so Kompliziertes wie die Dialektik, durch etwas, was er selbst tun kann (duschen, schwimmen), ebenso wie durch etwas, worauf er keinerlei Einfluss hat (Schnee, der Wechsel der Jahreszeiten). Schreiben Sie alles auf, was Ihnen einfällt, denn alles ist gleich wichtig.

Legen Sie unbedingt eine Liste Ihrer Glücksbringer an und heben Sie sie gut auf. Sie wird Ihnen ganz besonders dann gute Dienste erweisen, wenn Sie das Gefühl haben, dass es nichts gibt, was Sie aufmuntern oder trösten könnte.

## Don't worry, be happy!

Ein Optimist kann den Widrigkeiten des Lebens leichter begegnen, weil er sicher ist, dass sich früher oder später alles zum Besseren wenden wird. Roger Crawford, einer der bekanntesten amerikanischen Resilienz-Trainer, von dem noch ausführlich die Rede sein wird, ist der Überzeugung, dass Optimismus mehr wert ist als jede Begabung.[9] Für ihn ist Optimismus der Kern von Resilienz und die unabdingbare Grundlage für alle anderen Talente, die man braucht, um erfolgreich zu sein und sein Glück zu machen. Diese Erkenntnis fasst er – typisch amerikanisch – in eine pragmatische Lebensweisheit:

**In negativem Denken stecken bleiben**
**ist das teuerste Hobby, das man haben kann.**

Damit meint er sicher nicht nur den finanziellen Aspekt, sondern auch die hohen seelischen Belastungen, die sogar zu körperlichen Beschwerden und Krankheiten führen können. Wem ist nicht schon einmal der Ärger sprichwörtlich auf den Magen geschlagen, wem ist noch nie etwas furchtbar an die Nieren gegangen?
Dazu hätte sicherlich auch der Filmstar Liz Taylor einiges zu erzählen. Ihr Leben ist geprägt von schweren Krankheiten, Alkoholproblemen, Drogensucht und gescheiterten Ehen. Trotzdem betont sie die andere Seite: »Mein Leben lang habe ich Glück gehabt. Alles wurde

mir geschenkt: Schönheit, Ruhm, Reichtum, Ehrungen, Liebe.« Wie auch immer sie das geschafft haben mag – sie ist nicht untergegangen. Resilienz wie aus dem Bilderbuch.

## Alle meine Sorgen

Wenn Sie einmal gar nicht mehr ein noch aus wissen – die Steuer ist hinter Ihnen her, Ihr Freund hat Sie verlassen, und jetzt entdecken Sie auch noch diesen roten Hautausschlag am Hals – dann kann das Folgende helfen:
Nehmen Sie sich eine halbe Stunde Zeit und schreiben Sie alles auf, was Sie zur Zeit bedrückt, hetzt, unter Strom setzt. Begnügen Sie sich mit Stichworten.
Das Aufschreiben ist eine große Hilfe, um Ihre Sorgen zu sortieren und einen Überblick zu gewinnen. Möglicherweise ist Ihre Liste kürzer, als Sie dachten. Die so gewonnene Überschaubarkeit wird Ihnen auf jeden Fall eine Menge Druck nehmen.
Das Wichtigste kommt aber erst jetzt, denn zum Schluss schreiben Sie unter Ihre Liste:
**Und ansonsten geht's mir gut!**
Denn das stimmt immer. Sogar in turbulentesten Zeiten bleibt ein Rest, der intakt ist.

## Gedankliche Stimmungsaufheller gegen Trübsinn

Miese Laune kann die schönsten Situationen verderben. Dabei müssen wir zunächst einmal zwischen Gefühlen und Stimmungen unterscheiden. Denn während Gefühle durch konkrete Ereignisse entstehen, relativ kurz andauern und leicht zu erkennen sind, sind Stimmungen der Ausdruck einer latenten emotionalen Verfassung. Sie wirken unterschwellig und bestimmen unser Befinden längerfristig, oft kommen und gehen sie, ohne dass wir sagen könnten, warum. Sie überfallen uns regelrecht, trotzdem wehren wir uns selten dagegen. Wir lassen uns eher gehen und entschuldigen uns höchstens bei unserem Gegenüber mit einem lauen: »Tut mir Leid. Bin heute irgendwie nicht gut drauf.«

Auch wegen dieser Unberechenbarkeit fühlt man sich Stimmungen oft ausgeliefert. Doch das muss nicht sein. Resiliente Menschen wissen, wie wichtig es ist, negative Gefühle und schlechte Stimmungen nicht ausufern zu lassen, und sie kennen eine Menge Tricks, wie sie aus einem Stimmungsloch wieder herauskommen können. Jeder hat es in der Hand, womit er seine Gedanken füttert und somit auch, wie er sich fühlt. Darin gleichen sich Glück und Resilienz: Beides wächst, wenn man es versteht, sein negatives Denken zu kontrollieren.

Es gibt viele Möglichkeiten, eine momentane Verstimmung zu bekämpfen – ins Kino gehen, sich großzügig bekochen, früh ins Bett gehen, sich Freunden anvertrauen, ein heißes Bad nehmen, Gummibärchen essen. Einiges davon gehört sicherlich bereits zu Ihrer »seelischen

Hausapotheke«, mit der Sie gegen Frust und Unlust angehen. Hier eine umfangreiche Liste mit verschiedenen Kategorien und Beispielen.[10]

- Angenehme Dinge tun:
  *in die Sauna gehen, baden, tanzen, singen*
- Rückzug:
  *Zeit allein verbringen*
- Stimulanzen benutzen:
  *Tee trinken, Wein trinken, Schokolade essen*
- Bewegung:
  *joggen, reiten, Tennis spielen*
- Entspannung:
  *eine Pause machen, ausschlafen, meditieren*
- Problemorientierung:
  *Lösungen suchen durch Nachdenken, Gespräche mit Freunden, Recherche*
- Soziale Hinwendung:
  *sich von Freunden trösten lassen*

Bestücken Sie Ihre »seelische Hausapotheke« in guten Zeiten mit möglichst vielen gedanklichen Stimmungsaufhellern, damit Sie – sobald etwas Negatives auftaucht – gut gerüstet sind.

Zu solchen Hilfen gehören auch folgende Wege, die eigenen trüben Gedanken zu überlisten:

- Neubewertung:
  *Ich denke daran, wie andere meine Situation einschätzen würden.*

- Relativierung:
  *Ich denke an Menschen, denen es schlechter geht als mir.*
- Rationalisierung:
  *Ich versuche, meine Lage zu analysieren.*
- Akzeptanz:
  *Ich erlaube mir, mich schlecht zu fühlen.*[11]

Auch hier heißt das Zauberwort: Ausprobieren. Nur so können Sie herausfinden, was Ihnen persönlich wirklich hilft, Ihren Optimismus wiederzufinden, und was Ihre Resilienz am stärksten unterstützt. Vielleicht werden Sie feststellen, dass Ihnen allein schon dieses Ausprobieren der Tricks Spaß macht und Ihren Trübsinn vertreibt.

## Alles wird gut

Optimisten sind gesünder, glücklicher, sie erreichen mehr und sind beliebter. Das bedeutet allerdings nicht, dass resiliente Optimisten jedes realistische Maß verlieren oder gar an Selbstüberschätzung leiden. Im Gegenteil: Sie haben ein sehr klares Bild von sich selbst und von ihrer Lebenssituation. Sie konzentrieren sich auf das Positive, ohne dabei das Negative aus dem Blick zu verlieren.
Konkret: Man überträgt Ihnen eine neue Aufgabe. Sie freuen sich darüber, denn Sie wissen, dass Sie alles beherrschen, was zur erfolgreichen Durchführung nötig ist. Zu dieser Kompetenz gehört – und das unterscheidet resilientes Denken von dem viel beschworenen *positiven*

*Denken*, das oft die Realität ausblendet –, dass Sie Ihre Schwächen kennen und daher sofort mit einplanen, welche Unterstützung Sie benötigen und wie Sie sich diese beschaffen können.

Resilientes, optimistisches Denken ist also nicht das Gleiche wie das, was man gemeinhin unter positivem Denken versteht. Das klassische positive Denken ignoriert die Tatsachen und verdrängt alles Unangenehme: »Es geht mir gut. Es geht mir von Tag zu Tag besser!« Vermutlich hat es nicht sehr viel Sinn, sich diesen Satz gebetsmühlenartig zu wiederholen, wenn einem zum Heulen zu Mute ist. Absurde Beschwörungen wie »Bald wird jemand auftauchen und meine Schulden bezahlen« sind ebenso wenig eine konstruktive Krisenbewältigung wie Selbst-Beschwichtigungen nach dem Motto: »Bei der Prüfung werde ich alles wissen, was in dem Buch unter meinem Kopfkissen steht.« Solche Strategien führen geradewegs in die Niederlage. Man redet sich ein, dass alles schön und einfach werden wird, ohne etwas für die Veränderung zu tun. Das ist eine Sackgasse, denn selbst bei hartnäckigstem Leugnen holt uns die Realität irgendwann ein. Dann ist möglicherweise schon einiges versiebt, weil man zu lange gewartet hat. Problemlösungen geschehen nicht, indem man den Kopf in den Sand steckt. Erst einmal muss man die aktuelle Lage ungeschönt wahrnehmen!
Hören Sie also besser auf, sich einzureden »Es geht mir gut, es geht mir gut«, und machen Sie sich stattdessen mit gesundem Optimismus daran, Ihre Wünsche und Ihre momentane Realität einander anzunähern. Vielleicht so:

- Es geht mit jetzt zwar mies, aber ich habe die Stärke, diese Stimmung zu verändern. Und die werde ich nutzen, um XY zu tun.
- Oder: Diesen Auftrag habe ich nicht bekommen. Ich werde aber die Suche nach jemandem, der meine Arbeit schätzt, keinesfalls aufgeben, denn mein Produkt ist gut.
- Oder: Mein Schatz war zwar unfreundlich, aber wahrscheinlich ist sie/er im Stress und nur darum so kurz angebunden.

## Wenn etwas schief läuft, probieren Sie etwas anderes

Sobald Sie Ihre ganze Kraft und Energie in nur eine einzige Sache investieren, ist die Gefahr einer Enttäuschung groß. Für das meiste im Leben gibt es mehrere, manchmal sogar viele interessante Varianten, die es im Blick zu behalten gilt.

Manchmal hilft es auch, sich nach einem Vorbild oder einem Slogan umzusehen. Oprah Winfrey, die bekannteste amerikanische Talkmasterin, wurde mit ihrer Tatkraft und ihrem Optimismus zu einer der erfolgreichsten und einflussreichsten Frauen im amerikanischen Showgeschäft. Ihr Power-Rezept lautet:

> **»Mach aus allem das Beste, nimm das Beste und gib dein Bestes zurück!«**

Was der angehende Optimist unbedingt lernen muss, ist die klare Unterscheidung zwischen Wünschen, Hoffnungen und Fantasien einerseits sowie begründeten positiven Erwartungen andererseits. Wer tagträumt, erwartet eine Welt, in der sich alles von allein regelt. Aber Heinzelmännchen und Feen gibt es nur in Märchen – wer passiv auf ihr Eingreifen hofft, vergisst, was zum Erfolg nötig ist. Positive Erwartungen stehen auf einem festen, objektiven Fundament: Man schätzt die aktuellen Umstände realistisch ein, weil man alle Faktoren und Einflüsse kritisch geprüft hat, und verfügt über eine Strategie, mit der man in einer vergleichbaren Situation bereits in der Vergangenheit gute Erfahrungen gemacht hat.

Also: Solange Sie von dem Date mit Ihrer Nachbarin nur fantasieren, sie aber nicht ansprechen, werden Sie wohl weiterhin allein vor dem Fernseher sitzen.

Solange Sie vom Abteilungsleiterjob nur träumen, werden Ihre Kollegen wahrscheinlich an Ihnen vorüberziehen.

Und wenn Sie an eine Diät nur denken und Ihre Bewegungen darauf beschränken, sich ein weiteres Glas Bier einzuschenken, dann ...

Nichts gegen Tagträumen! Träumereien beflügeln Ihre Fantasie. Sie sind ein wunderbarer Zeitvertreib, der entspannt und kreativ Ideen in Ihren Alltag bringen kann. Diese Zukunftsfantasien dürfen ruhig hochfliegend sein, sie sind ja von Ihrem Optimismus beflügelt und stärken so Ihre Resilienz! Doch irgendwann kommt die Zeit, diese Ideen auf ihren Realitätsgehalt zu überprüfen und gegebenenfalls auch umzusetzen. Schon der erste kleine Schritt in diese Richtung lohnt sich, denn nach den ersten kleinen Veränderungen in Ihrem Leben und Ihrem Verhalten werden Sie eine erstaunliche Entdeckung machen: Nicht nur Sie verändern sich – andere Menschen in Ihrem Umfeld verändern sich mit Ihnen. Es ist wie bei einem Stein, der ins Wasser fällt: Eine Bewegung zieht andere nach sich. Jedes Paar, jede Familie und jede Gruppe hat eine mehr oder weniger fest gefügte Struktur. Das Verhalten aller Beteiligten greift ineinander, jeder hat seinen Platz im Verhältnis zu allen anderen. Tut einer nur einen kleinen Schritt zur Seite, gerät die Struktur in Bewegung. Dann müssen sich alle anderen neu orientieren. Der erste Schritt erfordert besonderen Mut – denn mit ihm beginnt die Veränderung.

Ernst Bloch, der Philosoph und Autor des berühmten Buchs *Das Prinzip Hoffnung,* schrieb einmal einen Satz, der vielleicht Ihr Motto auf dem Weg zu mehr Resilienz werden könnte:

**»Verlieben Sie sich in das Gelingen!«**

# Fragebogenauswertung für die 1. Säule: Optimismus

Tragen Sie Ihre Antworten (also jeweils Zahlen zwischen 1 und 7) zu den hier ausgewählten Fragen auf dem entsprechenden Platz auf der linken Spalte ein und zählen Sie alles zur Summe zusammen.
*Das ergibt Ihre positive Summe.*
Tragen Sie dann Ihre Antworten (also jeweils Zahlen zwischen 1 und 7) auf dem entsprechenden Platz in der rechten Spalte ein und zählen Sie auch hier zur Summe zusammen.
*Das ergibt Ihre negative Summe.*

| | | | |
|---|---|---|---|
| Nr. 1 | ______ | Nr. 8 | ______ |
| Nr. 15 | ______ | Nr. 22 | ______ |
| Nr. 29 | ______ | Nr. 36 | ______ |
| Nr. 43 | ______ | Nr. 50 | ______ |
| Nr. 57 | ______ | Nr. 64 | ______ |
| Pos. Summe | ______ | Neg. Summe | ______ |

Addieren Sie die Zahl 40 zu Ihrer positiven Summe.
Ziehen Sie die negative Summe davon ab.
Das Ergebnis ist Ihr Punktwert für **Optimismus.**

**Punktwert über 49:**
Glückwunsch! Sie liegen damit in den oberen 25 Prozent!

**Punktwert zwischen 44 und 49:**
Damit liegen Sie immer noch in der oberen Hälfte, und zwar im zweitoberen Viertel. Sehr erfreulich!

**Punktwert zwischen 39 und 43:**
Kein Grund zur Besorgnis. Sie liegen zwar in der unteren Hälfte, aber noch nicht im untersten Viertel. Trotzdem sollten Sie Ihren Optimismus etwas pflegen.

**Punktwert unter 39:**
Sie sollten das Optimismus-Kapitel vielleicht ein zweites Mal lesen und versuchen, Ihre negativen Zukunftserwartungen ein bisschen zu korrigieren. Verlieben Sie sich besser in das Gelingen, statt mit dem Schlimmsten zu rechnen. Wenn Sie ein realistisches Maß an Zuversicht in Ihren Erwartungshorizont einbauen, werden Sie wahrscheinlich Ihren Erfolg im Sinne einer »sich selbst erfüllenden Vorhersage« programmieren. Und auch wenn nicht gleich alles glatt geht: Sie werden sich besser fühlen, und das wird Ihre Resilienz stärken.

# 2. Säule: Akzeptanz
# Es ist, wie es ist

Manchmal gleicht das Leben einem ruhigen Fluss, auf dem wir mühelos entlanggleiten. Wir sitzen entspannt in einem Boot, genießen den milden Sonnenschein, den warmen Fahrtwind und die Schönheiten, die uns umgeben. Diesen Zustand würden wir gern festhalten, denn gerade jetzt gelingt uns vieles, gerade jetzt kommen wir mit anderen Menschen gut aus. Doch leider bleibt nichts, wie es ist. Gerade war die Welt noch in Ordnung, doch unverhofft beginnt es zu regnen, und wir werden nass. Aber es kann noch schlimmer kommen: Eine Stromschnelle taucht auf, und plötzlich ist die Situation bedrohlich.
Das ist die eine Seite: Das Gute vergeht. Doch diese Vergänglichkeit hat eine angenehme Kehrseite, die oft übersehen wird: Nicht nur das Gute, auch das Schlechte, Unangenehme und Traurige sind zeitlich begrenzt. In Momenten der Verzweiflung kann es sehr tröstlich sein, sich daran zu erinnern, worüber wir uns vor einem Jahr oder zwei gesorgt haben, was uns damals bedrückte und quälte. Häufig hat man die alten Sorgen vergessen. Die alltäglichen Ärgernisse und Kümmernisse verschwinden relativ schnell – wie Regengüsse.

Es gibt dazu eine kleine Legende: Ein mächtiger Herrscher rief die wichtigsten Männer seines Reiches zu sich. Da er nicht an ihre Weisheit glaubte, wollte er sie einer Prüfung unterziehen. Er forderte sie also auf, ihm etwas zu geben, das ihn glücklich machen werde, wenn er traurig sei, und traurig, wenn er glücklich sei. Die Männer berieten sich lange. Schließlich schenkten sie dem Herrscher einen Ring mit der Inschrift: »Auch das wird vergehen.«

## Akzeptanz als Weg

Alles wird vergehen – dieses Wissen allein wird Sie an schweren Tagen wahrscheinlich nicht glücklich machen, aber es wird Ihnen helfen. Selbst wenn Sie meinen, dass Sie sich von dieser Schmach, diesem Ärger, dieser Kränkung bestimmt nie wieder erholen werden – im Grunde wissen Sie selbst, dass das zum Glück nicht stimmt: Es wird schon wieder. Diese einfache Lebensweisheit ist ein unverzichtbarer Teil der optimistischen Weltsicht, die eine tragende Säule im Zusammenspiel der Resilienz-Faktoren darstellt. Hier geht es um Akzeptanz, darum, im tiefsten Herzen wirklich anzuerkennen, dass das Leben ist, wie es ist: mal schön, mal schmerzlich.

Wenn wir unsere Resilienz, unsere innere Stärke stützen wollen, brauchen wir eine gewisse Geschmeidigkeit im Umgang mit den Wechselfällen des Lebens. Wir müssen lernen, Veränderung als Lebensprinzip zu akzeptieren.

Wandel geht – leider – oft mit Krisen einher: Ein Zustand

spitzt sich so lange zu, bis das Gleichgewicht verloren geht und die bisherigen Strukturen zusammenbrechen. Jetzt liegt alles in Trümmern und muss neu aufgebaut werden. Eine solche Situation birgt eine große Chance: Wenn etwas zu Ende geht, fängt etwas anderes an. Wer also die Situation akzeptiert und die Herausforderung annimmt, kann sein Schicksal wieder in die Hand nehmen und es neu gestalten. Er kann in den Trümmern – seiner Arbeit, seiner Ehe, seiner psychischen oder körperlichen Gesundheit – jedes Teil begutachten und dann jene noch intakten Stücke auswählen, die ihm wichtig sind. Aus ihnen wird etwas Neues entstehen.

### Die Entscheidung zum Wohlfühlen

Sie befinden sich in einer angespannten Situation: Sie warten auf eine wichtige Information, ein wichtiges Ereignis, zum Beispiel auf das Ergebnis eines Labortests, eines Vorstellungsgesprächs, einer Prüfung. Oder Sie haben etwas verbockt, aber die Chance, es wieder in Ordnung zu bringen, kommt erst in den nächsten Tagen, zum Beispiel, wenn Sie sich mit Ihrer Freundin gestritten haben, sie aber erst am nächsten Tag wieder zu erreichen ist.

In solchen Situationen erzeugt die Ungelöstheit des Problems eine Spannung, die an den Nerven zerren kann. Das muss nicht so sein!

Akzeptieren Sie die Situation, wie sie ist, und erinnern Sie sich jetzt im nächsten Schritt an Ihre Freiheit, selbst zu bestimmen, was Sie denken und fühlen. Auch in solchen Situationen gibt es die Möglichkeit

einer Entscheidung. Es ist unnötig, sich verrückt zu machen und mit seinen Gedanken im Kreis zu drehen, weil Sie sich aus Ihrem Hamsterrad befreien können. Benutzen Sie einen kleinen Trick:
Stellen Sie sich vor, dass Sie die Frage sozusagen in den Kühlschrank legen, und wenden Sie sich anderen, angenehmeren Dingen zu! Dazu brauchen Sie ein wenig Übung und die feste Überzeugung, dass Sie Ihren Gefühlen nicht ausgeliefert sind: SIE bestimmen, was Sie denken!

## Geraldine Chaplin: »Wer nicht alt werden will, muss früh sterben«

Der Gegenpol zu Akzeptanz ist Verdrängung, darum ist es wichtig, sich diesen Aspekt genau anzuschauen. Eine häufige Variante von Verdrängung führt uns Fußballkaiser Franz geradezu lehrbuchhaft vor. An sich ist Beckenbauer – soweit man das von außen beurteilen kann – kein typischer Verdrängungskünstler. Und doch hat er einen blinden Fleck, den viele alternde Männer haben: Er versucht, seine eigene Vergänglichkeit zu leugnen. Er tut das nicht, indem er sich selbst als jungen Mann inszeniert, sich die Haare färben oder liften lässt, sondern indem er sich mit einer jungen Frau zusammentut. Damit steht er, wie gesagt, keineswegs allein. Viele Männer tun das – denken Sie auch, um nur ein einziges weiteres Beispiel zu nennen, an Joschka Fischer. Bei Beckenbauer ist es allerdings besonders anschaulich, denn er wechselt seine Partnerinnen konsequent nach einem Muster aus: Die

Frauen gleichen sich bis aufs blonde Haar und sind immer im gleichen Alter, wenn sie von ihm erwählt werden. Er wechselt die Frauen, ist aber seinem Typ treu. So bleibt für ihn eigentlich alles, wie es immer war, obwohl er die Frauen immer auswechseln muss. Beckenbauer scheint es nicht mit ansehen und/oder akzeptieren zu können, dass seine Partnerin älter wird. Würde ihn der Anblick einer Gleichaltrigen an sein eigenes Alter erinnern? Erhofft er sich von einer Jüngeren ein Stück Leben, das er sonst nicht (mehr) bekäme?

Solche Fluchtversuche wirken, vor allem wenn sie sich mehrfach wiederholen, etwas blind. Was aber viel schlimmer ist: Sie helfen nicht. Wer kann vor seinem Alter davonlaufen? Wie soll das gehen? Auch junge Frauen, schnelle Autos, Liftings und Kokainpartys ändern nichts an der Tatsache, dass wir altern. Wer das ständig zu leugnen versucht, setzt sich unter enormen Druck. Wie extrem das dann aussehen kann, zeigte die Greisin Leni Riefenstahl, wenn sie mit blonden Löckchen und chirurgisch vergrößerten Augen vor der Kamera von ihrem Leben berichtete, in dem es angeblich nur Schönheit gab.

## Schließen Sie die Augen, dann sehen Sie weiter!

Die meisten Menschen reagieren auf einen Schicksalsschlag zunächst mit dem Versuch, das ganze Ausmaß des Schreckens zu verdrängen: Das alles ist zu viel, zu schrecklich, zu bedrohlich. Instinktiv handelt man wie ein Kind, das aus Angst die Augen schließt – nicht nur, um nicht hinsehen zu müssen, sondern auch in der Hoffnung, selbst vom Schicksal nicht mehr gesehen zu werden.

Das ist als erste Reaktion völlig angemessen, denn es braucht Zeit, bevor man den Mut findet, genau hinzuschauen. Der eine zieht sich in die eigenen vier Wände, zu Freunden oder an einen stillen Ort zurück. Andere brauchen Ablenkungen: Kino, Einkaufen, Disko. Jeder Mensch weiß instinktiv, was in solchen Situationen für ihn am besten ist. In dieser Phase geht es nicht darum, sofort und auf der Stelle Lösungen zu finden, es geht vielmehr darum, wieder Kräfte zu sammeln und sich auf erprobte und neue Überlebensstrategien zu besinnen. Gerade resiliente Menschen wissen, wie notwendig solche Atempausen in Krisenzeiten sind. Nach einem zeitlichen Abstand, der individuell sehr unterschiedlich sein kann, endet dieses Gefühl von Taubheit oder Benommenheit, und man beginnt, wieder etwas zu fühlen: Trauer, Wut, Hass, Ärger, Angst, Verzweiflung, was auch immer. Alle Emotionen haben ihre Berechtigung. Es geht darum, sie zuzulassen und ihnen den angemessenen Raum zu gewähren. Für die Verarbeitung Ihrer Krise brauchen Sie eine konstruktive innere Ruhe, denn erst sie führt Sie zur Akzeptanz der momentanen Situation. Wer sich gegen die Realität auflehnen will, hat schon verloren, und da das auf Dauer auch gar nicht geht, folgt auf die ersten Gefühlsausbrüche meist eine große Erschöpfung. Erst wenn das Wüten und das Aufbegehren abebben, beginnen resiliente Menschen mit einer Bestandsaufnahme. Erst dann machen sie sich daran, das Geschehene genau zu betrachten und die unabänderlichen Anteile nach und nach zu akzeptieren.

### Abstand gewinnen

> Bei den kleinen Irritationen des Alltags – jemand lässt Sie warten, Sie haben für Ihren Frühstückskaffee keine Milch, weil Ihr Mann keine gekauft hat, Sie fühlen sich übergangen, weil Ihre Kollegin Sie nicht zum Mittagessen abgeholt hat – ist es oft sinnvoll, sich nicht allzu lange mit destruktiven Gedanken aufzuhalten.
> Tun Sie möglichst gleich etwas, was ihnen Freude macht und Sie auf andere Gedanken bringt.
> So verschaffen Sie sich eine innere Distanz zum Anlass Ihrer Verärgerung. Manchmal gelingt es so, unnötigen Streit zu vermeiden und – wenn es gut läuft – auch die Sicht des anderen zu sehen, vielleicht sogar zu verstehen.

Akzeptanz heißt nicht, dass Sie etwas wehrlos hinnehmen und sich wie das sprichwörtliche Lämmchen in alles fügen sollen. Im Gegenteil: Akzeptanz bedeutet, sich der Realität zu öffnen, um sie zu begreifen und dann zu überlegen, wohin man gehen, was man verändern will. Das Leben ist, wie es ist – allein durch die Akzeptanz der jeweiligen Situation befreien Sie sich aus der Rolle des hilflosen Opfers, und genau darin liegt schon der Keim zum Handeln.
Akzeptanz erfordert viel Mut, denn die Versuchung ist groß, die Krise, deren Ursache oder zumindest einige ihrer Aspekte vor sich zu vertuschen. Viele Menschen leugnen konsequent ihren eigenen Anteil an dem Geschehenen. Wer aber immer anderen die Schuld gibt, schadet

auf Dauer nur sich selbst, denn das Leugnen des eigenen Anteils hemmt die notwendige Entwicklung. Es beeinträchtigt unsere seelische Stärke und somit auch die optimale Krisenbewältigung.

## Jil Sander: Aus Niederlagen Siege machen

Ein anschauliches Beispiel dafür, wie Menschen es geschafft haben, nach gravierenden Zerwürfnissen und einer erfolgten Trennung wieder zusammenzukommen, ist die Geschäftsbeziehung zwischen Jil Sander und der Familie Prada. Hier ließ sich gut beobachten, wie – nachdem es viel böses Blut und einen radikalen Schlussstrich gegeben hatte – die Beteiligten nach einer fruchtlosen Phase des Kampfes einen Reifeprozess durchgemacht haben, der ihre Fähigkeit zur Akzeptanz von gegensätzlichen Positionen beweist.
Anlass des Konfliktes waren unterschiedliche Vorstellungen der Geschäftspartner über die Unternehmensführung. Es kam zum Streit und schließlich zur Trennung – vermutlich nicht im Guten, sondern ziemlich erbost und verbittert. Jil Sander hatte verloren und zog sich ins Privatleben zurück, während die Familie Prada als Sieger alles in die Hand nahm und ihre Vision verwirklichte. Doch das klappte nicht. Die angesehene Marke »Jil Sander« verlor rapide an Ansehen. Sanders Stil war offensichtlich nicht ohne weiteres zu kopieren.
Vielleicht haben Sander und die Pradas erst im Angesicht des zu erwartenden Desasters die Streitaxt begraben. Die Familie Prada konnte offensichtlich nicht ohne Sander,

und die gestand in einem Interview, sie habe ihre Arbeit vermisst. Beide Parteien akzeptierten, dass sie einander brauchten und wieder miteinander arbeiten wollten. Plötzlich ergaben sich neue Perspektiven, schließlich eine Einigung und der geglückte Höhepunkt: Jil »Power« feierte das Mode-Comeback des Jahres.
Solche Einigungen zwischen zwei streitenden Parteien entstehen meist durch Einsichten, die – kühl betrachtet – schon früher möglich gewesen wären. Doch solange jeder nur seinen Standpunkt sieht und die Berechtigung der Forderungen des anderen für nicht akzeptabel, wenn nicht gar für absurd hält, bleibt man unversöhnlich. Erst durch die Akzeptanz, dass man einander trotz aller Konflikte und Meinungsverschiedenheiten braucht, werden Kompromisse möglich.[1]

## Keiner liebt mich so wie ich

Zu den scheinbar unausrottbaren Plagen des Alltags gehören die beiden unumstößlichen Tatsachen, dass andere Menschen selten so sind, wie wir sie gern hätten, und dass sie zweitens auch nicht so werden wollen, wie es uns gefällt. Beides frustriert uns ständig. Das Leben wäre so viel angenehmer, wenn die anderen unseren Vorstellungen entsprächen. Dann könnten sie uns endlich wirklich glücklich machen.
Ein typisches Beispiel ist der Vater, der seinem talentierten Sohn die Ausbildung zum Ballett-Tänzer verwehrt.

Der Vater will, dass der Sohn – zu seinem eigenen Besten – Jura studiert. Zu seinem eigenen Besten? Vielleicht eher zum Besten des Vaters, denn der ist Rechtsanwalt, will dem Sohn die Kanzlei vererben und denkt außerdem mit Grauen daran, wie er seinen Freunden im Golf-Club einen herumhüpfenden Sohn als Erfolg verkaufen soll.

Jeder Mensch liebt vor allem sich selbst und ist der Mittelpunkt seiner eigenen Welt. Das bedeutet, dass er nur bedingt bereit ist, auf fremde Wünsche einzugehen – das kennen Sie von sich selbst. Es gilt also von der Illusion Abschied zu nehmen, dass andere Menschen uns dauerhaft glücklich machen wollen – oder können. Jeder ist vor allem sich selbst verpflichtet, jeder hat seinen eigenen Plan. Manchmal passen solche Pläne für eine Zeit wunderbar zusammen, aber damit das lange – vielleicht sogar ein Leben lang – gut geht, müssen die Pläne immer wieder verglichen und erneut aufeinander abgestimmt werden.

Das alles wissen wir schon lange, doch die Illusion von der vollkommenen Verschmelzung, vom vollkommenen Partner, vom vollkommenen beruflichen Glück lässt uns immer wieder hoffen und treibt uns immer wieder in die Irre. Resiliente Menschen versuchen zu akzeptieren, dass weder sie selbst noch sonst jemand nur auf der Welt ist, um andere glücklich zu machen. Wer das wirklich verstanden hat, wird zugleich wissen, dass wir nicht glücklich werden können, solange wir dieses Glück von anderen erwarten.

Jeder Mensch hat Wünsche und Hoffnungen, die er sich erfüllen möchte. Wer andere ins eigene System einzupassen versucht, begibt sich ebenso auf dünnes Eis wie jener, der glaubt, er (oder sie) müsse sich nur genug anstrengen, sich nur bedingungslos anpassen, um geliebt zu werden, um die Stelle zu behalten, um Streit mit der Mutter zu vermeiden ...

Demütigende Unterordnung ist nicht gleichbedeutend mit jenen Kompromissen, die man in jeder zwischenmenschlichen Beziehung machen muss. Resiliente Menschen schauen genau hin und entscheiden dann, ob jemand (und dieser »Jemand« kann durchaus jeder selbst sein!) von ihnen erwartet, sich mit einem Platz am Katzentisch zu begnügen, oder ob es darum geht, sinnvolle Absprachen zu akzeptieren.

Wenn Sie akzeptieren können, dass Menschen ihre individuellen Anlagen und Neigungen kennen und berücksichtigen müssen, werden Sie gelassener reagieren, wenn Ihre Freundin sagt, dass sie ihre stundenlangen Telefongespräche mit ihren Freundinnen braucht, dass ihr diese Partys mit angeblich wichtigen Leuten wirklich etwas bedeuten, oder der Ausflug ins Grüne, die Meditationswoche im Kloster, das Brötchen mit der kulinarisch zweifelhaften Kombination von altem Gouda und Orangenmarmelade. Sie werden ihr glauben können, dass das alles zu ihr gehört, dass diese Vorlieben nicht das Geringste mit Ihnen zu tun haben – und dass sie Sie trotzdem liebt.

Natürlich sind verschiedene Interessen immer wieder eine Herausforderung. Aber sie sind keine Zurückweisung, sondern einfach nur das: verschiedene Interessen.

Nun ist es ja nicht so, dass wir all das nicht wüssten – theoretisch. Doch wir leben so sehr in unserer eigenen Welt mit unseren Anschauungen und Vorlieben, dass wir selten wirklich erfassen, was in unserem Gegenüber vor-

geht. Nur manchmal merken wir es und erschrecken. Es ist Ihnen sicher auch schon passiert, dass Sie einen Satz anfangen, und bevor Sie ihn beenden können, fällt Ihr Gegenüber Ihnen ins Wort. Er (oder sie) glaubt zu wissen, was Sie meinen – beendet Ihren Satz und sagt dabei das genaue Gegenteil von dem, was Sie sagen wollten.
Je tiefer jemand in seinen eigenen Vorstellungen steckt, umso weniger kann er von den Stimmungen und Ansichten anderer auffangen, umso enger ist sein Horizont. Manche Menschen halten ihren kleinen Kirchturm für die Welt, ihren Ausschnitt der Wirklichkeit für die einzig mögliche. Auf diesem Boden gedeihen Intoleranz, Dogma und Dummheit.

Manche unserer Denkgewohnheiten verändern sich leicht, andere sind zäh und wollen nicht verschwinden. Auch bewunderte und verehrte buddhistische Lehrer und Lehrerinnen tun sich mitunter schwer. Eine von ihnen ist die Amerikanerin Sylvia Boorstein. Sie beschreibt, wie schwer es ihr fällt, einen anderen Umgang mit ihrem Ärger zu lernen, wie mühselig dieser Prozess auch für sie ist:

»Ich pflegte früher jedes Mal Kopfschmerzen zu bekommen, wenn ich mich ärgerte, weil ich nicht wusste, wie ich meinen Unwillen richtig ausdrücken sollte. Heute kann ich Ärger sehr viel besser ausdrücken, aber manchmal brauche ich die Kopfschmerzen, um mich selbst daran zu erinnern, dass ich ärgerlich bin. Auch bin ich vollkommen überzeugt davon, dass Leiden entsteht, wenn ich mit Ereignissen kämpfe, die ich nicht ändern kann. Trotzdem bestehe ich manchmal darauf zu kämpfen. Gewohnheiten sterben nur mühsam.«[2]

## Nicht mit mir!

Niederlagen machen besonders verletzlich. Eine Frau, die von ihrem Mann wegen einer anderen verlassen wurde, wird in den seltensten Fällen sofort zu einer gütlichen Trennung bereit sein. Sie ist wütend, verletzt, gedemütigt und schwört, sich zu wehren und zu rächen. Besteht aber ihr Mann nach einer angemessenen Frist weiterhin auf Trennung oder verlangt sogar die Scheidung, tut die betrogene Ehefrau gut daran, die Realität zu akzeptieren. Vielleicht beugt sie sich nur der eigenen Erschöpfung, vielleicht begreift sie auch, dass jeder weitere Kampf sinnlos ist, dass sie nur verzweifelt versucht, bei einem Spiel mitzumischen, das schon lange ohne sie auskommt. Erst durch die Akzeptanz der Situation wird sich die starre Ausrichtung auf diesen Mann und das bisherige Leben mit ihm verlieren. Erst dann wird Platz geschaffen für den Blick nach vorn – dorthin, wo neue Perspektiven und Chancen warten.

### Das Gute sehen

Es gibt keinen Verlust, der nicht auch zumindest einen kleinen Gewinn beschert. Besonders in Situationen, in denen wir so unglücklich sind, dass wir nur die Verluste wahrnehmen, kann eine kleine Liste hilfreich sein.

Schreiben Sie mit möglichst kühler Distanz all jene Aspekte – zum Beispiel des Zusammenlebens mit dem Ex – auf, die sie bestimmt nicht vermissen werden:
Endlich fliegen nicht mehr überall seine schmutzigen Klamotten herum.
Endlich können Sie sich zu Hause in Jogginghosen rumfläzen, sich die Haare raspelkurz schneiden und weißblond färben.
Endlich müssen Sie sich nicht mehr ärgern, weil er schon wieder vergessen hat einzukaufen, obwohl er alles leer gefressen hatte.
Endlich quält Sie nicht mehr das Misstrauen, wenn er anruft und sagt, dass er »leider schon wieder länger arbeiten muss«.
Endlich können Sie überlegen, was Sie mit Ihrem Leben anfangen wollen, ohne auf ihn Rücksicht nehmen zu müssen.
Endlich stellen Sie sich der Verlockung, noch etwas ganz anderes zu lernen. Oder auszuwandern.

Manchmal sind Enttäuschungen notwendig, um das Leben in neue Bahnen zu lenken. Nachdem man verlassen worden ist, wird man vielleicht eines Tages zurückblicken und sagen: Wenn mich mein erster Mann nicht betrogen hätte, wäre ich ewig in dieser miesen Ehe geblieben ... hätte ich mir nie einen neuen Job gesucht ... wäre ich nie hierher gezogen ... hätte ich nie mit dem Tennisspielen angefangen ... hätte ich nie meine große Liebe kennen gelernt.
Sie können in einer aktuellen Krise nicht wissen, welche positive Bilanz Sie daraus in einem Monat oder einem

Jahr ziehen werden, aber Sie können hier und jetzt schon einmal ein bisschen üben. Also:

- Welche Vorteile hat Ihre gegenwärtige Krise bisher für Sie schon gehabt?
- Welche Vorteile könnten sich aus ihr noch ergeben?

Bei der Beschäftigung mit diesen Fragen werden Sie zwangsläufig daran erinnert, wie frühere Krisen Ihr Leben verändert und vermutlich in manchem auch verbessert haben. Viele scheinbare Verluste sind in Wirklichkeit das Sprungbrett in ein neues Abenteuer. Napoleon Bonaparte, der ja im Leben ein gerütteltes Maß an Erfolgen und Misserfolgen erlebte, soll gesagt haben: »Unglück ist die Hebamme allen Genies.« Ob das stimmt, mag dahingestellt sein – ganz gewiss ist Unglück die Hebamme vieler gelungener Neuanfänge.

## Das zahl ich dir heim

Jemand hat Sie beleidigt. Sie haben drei Möglichkeiten: Es ignorieren, darüber lachen oder aggressiv werden – zuschlagen, schimpfen, den anderen diffamieren, eine Intrige einfädeln usw. Solche Vergeltungsmaßnahmen sind zwar oft sehr verständlich, schaden aber allen Beteiligten – Ihren Widersachern ebenso wie Ihnen selbst. Selbst wenn es Ihnen gelingt, den anderen tief zu kränken, werden Sie ihn mit diesen Aktionen nicht wirklich los, im Gegenteil: Sie verstricken sich damit nur noch tiefer in den Konflikt. Sie lauern darauf, was er wohl als Nächstes tun wird, spinnen die Spirale der Vergeltung gedanklich weiter, halten hitzige innere Monologe – kurz: Sie ketten Ihr persönliches Wohlbefinden immer stärker an jemanden, den Sie nicht ausstehen können. So beherrscht Ihr Gegner Ihr Denken und bekommt, ohne einen Finger zu rühren, Macht über Sie, über Ihre Gedanken, über Ihre Träume.

Wollen Sie das wirklich?

Wollen Sie sich ständig mit Ihrem Widersacher beschäftigen und ihm (ihr) die Möglichkeit einräumen, Sie bis in den Schlaf zu verfolgen? Vor allem wenn Sie bedenken, dass das Objekt Ihres Zorns die ganze Sache vielleicht schon längst vergessen hat und munter weiterlebt, während Sie sich dagegen ein Magengeschwür einhandeln.

Tut es Ihnen wirklich gut, wenn Sie immer wieder spitz behaupten, dass dieser solariumverbrutzelte Nichtsnutz den Job, der doch Ihnen zustand, nur deswegen bekam, weil er der Chefin schöne Augen gemacht hat? Die Energie, die Sie in solche Wutattacken stecken, verpufft keineswegs wirkungslos: Sie richtet sich gegen Sie selbst.

Schauen Sie sich bewusst Menschen an, die ständig an anderen herummäkeln, ständig das Gefühl haben, zu kurz gekommen zu sein, ständig darüber lamentieren, wer sie wie und warum um ihren Anteil betrogen hat. Möchten Sie in der Haut dieser ständig schlecht gelaunten Menschen stecken?

Hinter Wut, Zorn und giftigem Neid stecken oft Gefühle wie Angst, Unsicherheit und die Sehnsucht nach Liebe. Solche Gefühle müssen wahrgenommen werden und ihren Ausdruck finden dürfen. Zu innerer Stärke gehört

ebenso die Akzeptanz der eigenen emotionalen Achillesferse wie der Mut, sie zu zeigen.
Eine bestimmte Zeit lang sind Rachegefühle nahezu unausweichlich. Sie fühlen sich gedemütigt, Ihre Wut sucht ein Ventil. Aber irgendwann ist es Zeit, sich auf etwas anderes zu konzentrieren, denn sonst geben Sie das Heft aus der Hand. Bei Rachefeldzügen gilt es aufzupassen, dass man sich nicht zum Opfer macht und das Maß verliert. Betrachten Sie sich von außen. Oder – zur Übung – jemand anderen. Finden Sie, dass es ein angemessener Ausdruck von Enttäuschung bei Uschi Glas ist, wenn sie über den Mann, mit dem sie jahrzehntelang das Leben teilte, monatelang öffentlich herzieht und sich selbst zum unschuldigen Hascherl stilisiert? Möchten Sie sich selbst so sehen, und wollen Sie von anderen so gesehen werden?
Wenn Paare sich trennen, geschieht dies häufig mit einer Verbissenheit, die eine Akzeptanz der Realität unmöglich macht. Da wird viel schmutzige Wäsche öffentlich gewaschen – es gibt ein erbarmungsloses Hauen und Stechen, bei dem es vor allem um Kränkung und Demütigung des anderen geht –, und das vor möglichst vielen Zuschauern. Das kann der Freundes- und Bekanntenkreis sein oder – bei entsprechender Berühmtheit – auch die ganze Nation. Die Zeitungen machen gern mit, denn Skandale bringen Auflage: Denken Sie nur an das Dreieck Dieter Bohlen, Verona Feldbusch und Nadja Abd El Farrag, an Klaus-Jürgen Wussow oder die bereits erwähnte Uschi Glas. Gegenbeispiele für Trennungen, die zumindest nicht in der Öffentlichkeit ausgefochten wurden, sind Boris und Barbara Becker, Sabine Christiansen und Theo Waltz, Ni-

cole Kidman und Tom Cruise oder auch Bruce Willis und Demi Moore. Nichts spricht dafür, dass diese Paare ihre Trennung weniger schmerzhaft empfanden oder dass deren Enttäuschungen weniger bitter gewesen wären. Sie fanden dennoch einen Weg, um die Situation zu akzeptieren, und manche gehen offensichtlich wieder freundschaftlich miteinander um. Akzeptanz kann verhindern, dass man sich zu den schon vorhandenen Wunden noch weitere Blessuren holt.

### Der Spinoza-Affekt

Wenn Sie wütend sind und das Gefühl haben, Sie können sich nicht allein aus diesem Strudel der Aggressionen befreien, dann hilft die alte buddhistische Taktik »schlechte Gedanken gegen gute austauschen«, die man auch nach dem gleichnamigen holländischen Philosophen den Spinoza-Affekt nennen kann. (Affekte umfassen für Spinoza Triebe, Motivationen, Emotionen und Gefühle.) Spinoza schreibt: »Ein Affekt kann nur gehemmt oder aufgehoben werden durch einen Affekt, der entgegengesetzt und der stärker ist als der zu hemmende Affekt.«[3] In der Alltagssprache heißt das: Sobald ein negativer Gedanke auftaucht, setzen Sie einen anderen, einen positiven dagegen. Wichtig ist, dass der positive Gedanke kraftvoll ist und attraktiver als der negative. Am leichtesten funktioniert das Austauschen, wenn Sie sich an etwas Schönes erinnern oder an etwas, das Sie zum Lachen bringt. Sehr wirksam sind auch Gedanken an etwas, auf das Sie sich freuen.

## »Ich lass mich nicht behindern«

Der Mensch ist Körper, Geist und Seele. Manchmal versuchen wir, alles mit dem Verstand zu regeln, und vergessen dabei, dass das nicht funktioniert. Auch der Körper hat seine eigene Intelligenz, und die zwingt uns manchmal in die Knie – oder ins Bett. Deutlich wird das, wenn wir bei seelischer Überlastung mit Krankheit reagieren. Solche seelisch-körperlichen Störungen sind keine eingebildeten Krankheiten, sondern sie sind höchst real. Sie erwischen uns oft dann, wenn es uns am wenigsten passt: Vor dem wichtigen Abgabetermin, während der Hausrenovierung, vor dem ersehnten ersten Besuch der aufregenden Urlaubsbekanntschaft. Der Körper streikt – wir müssen eine Pause machen, ob es uns passt oder nicht. Manchmal erkennen wir erst später, wie dringend nötig sie war, und auch, dass unser kluger Körper sich bereits seit geraumer Zeit bemüht hatte, mit Warnzeichen auf sich aufmerksam zu machen.

Doch ob man nun klug genug ist, sich mit seiner Krankheit ins Bett zu legen, oder fahrlässig genug, so lange zu warten, bis man dorthin getragen wird – nur wenige können akzeptieren, dass sie krank sind und das Bett hüten müssen. Dabei dauern die meisten Krankheiten nicht ewig. Irgendwann verschwinden die Beschwerden und Behinderungen wieder: Die Tage oder Wochen der Krankheit waren schmerzhaft, nun aber kommt der Gips ab, der Rücken entspannt sich, die Stimme klingt wieder normal, die Operationswunde verheilt. Was aber, wenn auf Dauer eine Behinderung zurückbleibt oder wenn sie angeboren ist?

Beine wachsen nicht nach – von dem Zugunglück, das den zweijährigen Gérald Métroz traf, war bereits die Rede. Eine Querschnittslähmung, wie sie der ehemalige Batman-Darsteller Christopher Reeves durch einen Reitunfall erlitt, vergeht nicht. Auch der amerikanische Motivationstrainer und Resilienz-Experte Roger Crawford muss bis ans Ende seiner Tage mit seiner Behinderung leben. Er wurde mit Ektromelie geboren, einem Missbildungssyndrom der Extremitäten. Bei Crawford sind alle vier Gliedmaßen deformiert. Er hat missgebildete Hände, ein Fuß hat nur drei Zehen, das andere Bein musste amputiert werden, als er fünf Jahre alt war. Doch Crawford ließ sich davon nicht entmutigen. Er lernte, mit Prothesen zu laufen, und war in der Highschool sogar ein erfolgreicher Tennisspieler. Heute kommentiert er seine Behinderungen ausgesprochen nüchtern: »Ich kann nicht mit Stäbchen essen. Das gehört zu den Fakten in meinem Leben, und Ähnliches wird es auch in Ihrem Leben geben. Wir müssen akzeptieren, was wir nicht ändern können.«[4] Mit diesem Satz beweist Crawford ein außerordentliches Maß an Akzeptanz. Er beschreibt seine Behinderungen nicht als riesige, konturlose Last, sondern konstatiert unsentimental eine Einschränkung, die konkret und unabänderlich ist: Er wird niemals mit Stäbchen essen können. So wird das Große zu einer Kleinigkeit, eine nebensächliche Schwäche, die im Alltag keine Rolle spielt und die er außerdem mit vielen Menschen teilt, deren Finger und Hände wohlgeformt sind.

Crawford führt dieses Prinzip logisch weiter. Er relativiert seine Behinderung, indem er sagt: Eine Behinderung ist gar nichts Besonderes. Jeder hat irgendetwas, jeder ist auf seine Art behindert, jeder hat sein Päckchen zu tragen. Das haben wir alle gemeinsam. Dabei ortet er die meisten Behinderungen in uns selbst, genauer: in den Konstrukten, die wir uns in unseren Köpfen zusammenbasteln. In all dem, was wir uns einbilden und was uns unglücklich macht – denn oft fehlt für diese Konstrukte jede reale Basis. Wir machen uns Sorgen über Dinge, die noch gar nicht passiert sind und vielleicht nie passieren werden. Wir interpretieren die Äußerungen anderer auf eine Weise, die uns empört oder verletzt, ohne uns zu vergewissern, ob unsere Interpretation überhaupt stimmt. Wir stürzen in Verzweiflung, weil jemand, den wir sehr mögen, uns nicht gegrüßt hat, ohne die Möglichkeit in Betracht zu ziehen, dass er sonst Kontaktlinsen trägt und wir darum heute für ihn unsichtbar waren. So vermiesen wir uns den Tag – und wenn wir es zur Gewohnheit werden lassen, auch das Leben.

Crawford behauptet, dass jeder selbst bestimmt, was für ihn zur Behinderung wird, denn wir konstruieren aus einer Tatsache ein Drama – oder nicht. Wir bestimmen, welche Bedeutung etwas für uns hat, welche Bedeutung wir einem Menschen, einem Ereignis, einem Gedanken geben.

Dazu eine Geschichte über Roger Crawford: Er hatte einen schlechten Tag. Alles ging schief, es passierte eine Panne nach der anderen, und er wurde immer übellauniger – was wiederum seiner Frau auf die Nerven ging. Die beiden saßen im Auto, und er hörte nicht auf, sich zu beklagen. Um ihn zur Besinnung zu bringen, hatte seine Frau eine interessante Idee: Sie schaltete den Kassettenspieler an und ließ einen von Crawfords Vorträgen laufen. So war er gezwungen, seinen eigenen Lehren zu lauschen. In seinem Buch schreibt Crawford, die Kassette habe zufällig genau mit folgendem Satz begonnen: »Ich habe lieber ein Bein und eine positive Haltung zum Leben als zwei und eine negative.« Dieser Wink mit dem Zaunpfahl habe seine gute Laune sofort wiederhergestellt.

## Das Gute im Schlechten

Ram Dass, einer der bekanntesten Gurus der Hippiegeneration, erzählt in seinem Buch *Die Reise geht weiter*[5] von den vielen Behinderungen und Veränderungen, die sein Schlaganfall mit sich brachte. Als besonders hart empfand er es, nicht mehr Auto fahren zu können, und es war eine bittere Ironie des Schicksals, dass er sich kurz vor seinem Zusammenbruch einen lang gehegten Traum erfüllt hatte: Er hatte sich einen BMW geleistet. Jetzt benutzten seine Pfleger das Auto, die ihm von dessen wunderbaren Fahreigenschaften vorschwärmten. Das freute Ram Dass jedoch nur so lange, bis er begriff, dass er dieses fabelhafte Auto höchstwahrscheinlich nie wieder selbst fahren würde. Diese Erkenntnis – das schreibt er ganz offen – machte ihn neidisch, er wurde gereizt. Das wiederum löste bei den Pflegern Schuldgefühle aus, denn sie hatten das, was Ram Dass haben sollte. Kurz: Die Stimmung sank auf den Nullpunkt. Eines Tages änderte sich das – und zwar, weil Ram Dass die Situation akzeptierte und seine Sicht positiv der Realität anpasste: »Anstatt zu

denken ›O Mann! Ich Ärmster kann nicht fahren‹, dachte ich: ›O Mann! Ich werde einen Chauffeur für mein Superauto haben. Jetzt werde ich frei sein, ungehindert die Aussicht genießen zu können.‹ Weil ich die Fahrten dann tatsächlich genoss, konnten meine Begleiter sie ebenfalls genießen. Mein Glück machte sie glücklich.«[6]
Ram Dass wurde erst wieder froh, nachdem er einen Traum losgelassen hatte, der seiner Realität nicht mehr entsprach. Als Buddhist wusste er sehr genau, dass uns das unreflektierte Anklammern an Menschen, Ideen oder Dinge immer wieder Kummer und Schmerzen bereitet. Da sich alles ständig wandelt, können wir nichts festhalten. Erst durch Akzeptanz, durch das Aussöhnen mit der Realität, das Einverständnis damit, dass es jetzt eben so ist, wie es ist, können wir uns aus Verstrickungen lösen und neu anfangen.

## Herbert Grönemeyer: »Der Mensch heißt Mensch ...«

Herbert Grönemeyers Liedtexte weisen ihn als einen Menschen aus, für den Akzeptanz – so schwer sie ihm fallen mag – ein entscheidender Teil der persönlichen Krisenbewältigung ist. Er lebt offenbar nach dem Motto: Jetzt ist das Leben schwierig, aber es wird sich ändern. In seinem Lied »Mensch« drückt er das so aus: »Momentan ist wichtig. Momentan ist gut. Nichts ist wirklich wichtig. *Nach der Ebbe kommt die Flut*«, oder »Der Mensch heißt Mensch, weil er vergisst, weil er verdrängt ... weil er erinnert, weil er kämpft ... und weil er mitfühlt und vergibt ...«

Grönemeyer musste in kurzer Folge den Tod seiner geliebten Frau und seines Bruders verkraften. Danach schottete er sich längere Zeit völlig gegen die Öffentlichkeit und sein bisheriges Leben als Star ab – er brauchte Ruhe, um sich ausschließlich um seine Kinder und sich selbst zu kümmern. Als er ins Rampenlicht zurückkehrte, brachte er Lieder mit, die immer wieder um den Prozess von Abschied, Trauer und erneuter Lebensbejahung kreisen. Er hatte damit einen immensen Erfolg, was auch den Mythos widerlegte, dass das breite Publikum immer nur Spaß will.
Grönemeyer hat sich – in den Liedern und zahllosen Interviews – zu seinen Gefühlen bekannt. Er tat das, *nachdem* er sein Schicksal angenommen hatte, daher war er frei von Larmoyanz und Selbstmitleid. Er hat seine Schicksalsschläge nicht verdrängt, sondern verarbeitet und spricht jetzt ebenso nüchtern wie authentisch darüber. Ganz offensichtlich hat er akzeptiert, dass das Leben ist, wie es ist: Mal scheint die Sonne, mal nicht.

## Love it or leave it

Einiges im Leben können Sie nicht verändern: Der Mensch, den Sie lieben, verlässt Sie, Ihnen wird gekündigt, Sie verlieren durch einen Unfall ein Bein. Anderes können Sie mit hohem Aufwand verändern: Ihren Namen, Ihre Nase, Ihr Geschlecht. Und einiges können Sie leicht verändern – beispielsweise Ihre Einstellung zum Leben. Dazu schreibt die bereits erwähnte buddhistische Lehrerin Sylvia Boorstein:

*»Die Wegweiser Buddhas für die Reise zu Weisheit und Glückseligkeit sind für viele Menschen so anziehend, weil sie so einfach sind. Im Wesentlichen lehrte er, dass es sinnlos ist, sich über etwas aufzuregen, was außerhalb unserer Kontrolle liegt. Wir können uns nicht aussuchen, welche Karten wir im Leben zugeteilt bekommen. Aussuchen können wir uns nur die Einstellung gegenüber den Karten, die wir haben, und das Geschick, mit dem wir sie ausspielen.«*[7]

Das heißt ganz konkret: Sie wollten spazieren gehen, aber jetzt regnet es. Die übliche Reaktion ist Ärger: Regen passt nicht in Ihre Pläne. Und was haben Sie durch diesen Ärger gewonnen? Nichts. Denn es regnet weiter, und Sie sind jetzt obendrein noch schlecht gelaunt. Verändern Sie Ihren Blickwinkel: Es regnet! Wie wunderbar für die Natur. Wie wunderbar für die Hersteller von Regenrinnen. Und wie sich erst die Regenschirmhersteller freuen! Was hindert Sie eigentlich daran, im Regen spazieren zu gehen? Wenn Sie es tun, machen Sie eine neue Erfahrung, die sich deutlich von Ihren Schönwetter-Schlendereien abheben wird.
Probieren Sie es spielerisch aus: Suchen Sie das Gute im Schlechten! Experimentieren Sie allein und mit Freunden. Bei diesem Spiel gibt es keine Tabus – das lenkt Sie ab, bringt Sie auf neue Ideen, und da solche Ablenkungen früher oder später unweigerlich ins Alberne kippen, werden Sie lachen, und es wird Ihnen etwas besser gehen.

Optimismus und Akzeptanz sind zwei wichtige Säulen der Resilienz. Jeder Mensch besitzt schon etwas davon, doch etwas mehr wäre wunderbar. Oder sogar viel mehr? Vielleicht sogar in der Steigerung, wie es die amerikanische Schauspielerin Mae West übermütig – wenn wohl auch für einen anderen Zusammenhang – formuliert hat:

**Zu viel des Guten kann wunderbar sein!**

# Fragebogenauswertung für die 2. Säule: Akzeptanz

Tragen Sie Ihre Antworten (also jeweils Zahlen zwischen 1 und 7) auf dem entsprechenden Platz auf der linken Spalte ein und zählen Sie alles zur Summe zusammen.
*Das ergibt Ihre positive Summe.*
Tragen Sie dann Ihre Antworten (also jeweils Zahlen zwischen 1 und 7) auf dem entsprechenden Platz in der rechten Spalte ein und zählen Sie ebenfalls alles zur Summe zusammen.
*Das ergibt Ihre negative Summe.*

| | | | |
|---|---|---|---|
| Nr. 1 | ______ | Nr. 8 | ______ |
| Nr. 15 | ______ | Nr. 22 | ______ |
| Nr. 29 | ______ | Nr. 36 | ______ |
| Nr. 43 | ______ | Nr. 50 | ______ |
| Nr. 57 | ______ | Nr. 64 | ______ |
| Pos. Summe | ______ | Neg. Summe | ______ |

Addieren Sie die Zahl 40 zu Ihrer positiven Summe.
Ziehen Sie die negative Summe davon ab.
Das Ergebnis ist Ihr Punktwert für **Akzeptanz**.

**Punktwert über 48:**
Glückwunsch! Sie liegen in den oberen 25 Prozent!

**Punktwert zwischen 44 und 48:**
Damit liegen Sie immer noch in der oberen Hälfte, und zwar im zweitoberen Viertel. Sehr erfreulich!

**Punktwert zwischen 38 und 43:**
Kein Grund zur Besorgnis. Sie liegen zwar in der unteren Hälfte, aber noch nicht im untersten Viertel. Trotzdem könnte Ihre Akzeptanz etwas Stärkung vertragen.

**Punktwert unter 38:**
Sie sollten das Akzeptanz-Kapitel vielleicht ein zweites Mal lesen. Halten Sie sich unbedingt vor Augen, dass es niemandem hilft, wenn Sie ständig grübeln, statt das Unabänderliche zu akzeptieren. Reißen Sie nicht ständig alte Wunden auf, lassen Sie sie in Ruhe heilen und wenden Sie sich neuen Dingen zu. Der ewige Blick zurück schadet nur Ihnen selbst. Solange Sie an vergangenen Kränkungen und Niederlagen festhalten, sind Sie bis zu einem gewissen Grad Sklave der Vergangenheit, vielleicht sogar ein Sklave ebenjener Menschen, die Sie verletzt und gedemütigt haben. Das sollte Ihr Stolz nicht zulassen! Räumen Sie nichts und niemandem die Macht ein, Ihre Gedanken und Gefühle so negativ zu kontrollieren.

# 3. Säule: Lösungsorientierung
# Das Licht am Ende des Tunnels

Wer das Ziel kennt, kann entscheiden
– wer entscheidet, findet Ruhe.
Wer Ruhe findet, ist sicher
– wer sicher ist, kann überlegen.
Wer überlegt, kann verbessern.
*Konfuzius*

Jeder braucht nach einem Schock oder einer Niederlage eine gewisse Zeit, um sich einen Überblick über die neue Situation zu verschaffen, um festzustellen, was in dem Scherbenhaufen heil geblieben ist und mit welchen unwiederbringlichen Verlusten er sich abfinden muss. Erst auf diese Bestandsaufnahme folgen die ersten Schritte, um das Leben wieder in die Hand zu nehmen. Völlig kontraproduktiv sind anhaltendes Jammern über die Ungerechtigkeit der Welt, Selbstmitleid oder die Konstruktion von Verschwörungstheorien. Mit solchen Strategien richtet man es sich nur (un)gemütlich in der Opferrolle ein. Statt in der Betrachtung des Unglücks, also in der Vergangenheit, zu verharren, sollte der entscheidende nächste Schritt zur seelischen Gesundung in die Zukunft führen.

Stellen Sie sich folgende Fragen:

- Was ist jetzt mein Ziel?
- Wo liegt mein Potenzial?
- Welche Ressourcen muss/kann ich mir erschließen?
- Welche Wege stehen mir damit offen?
- Was muss ich bei der Umsetzung beachten?
- Welchen ersten Schritt muss ich jetzt tun, um mein Ziel zu erreichen?
- Welche anderen Schritte werden daraus folgen?

Wichtig ist in dieser Phase, dass Sie an *Lösungen* denken. Das heißt, Sie lassen zurück, was *hinter* Ihnen liegt, und konzentrieren sich auf den Weg, der *vor* Ihnen liegt. Sie denken an das, was Sie können und was Sie aus der Krise hinausführen wird, und nicht mehr an das, was Ihre Situation so schwierig machte und was Sie jetzt hemmt. Ein solches lösungsorientiertes Verhalten besteht aus mehreren Aspekten. Die wichtigsten sind:

## 1. Optimismus

Die erste Säule der Resilienz – der Optimismus – ist für ein lösungsorientiertes Vorgehen von allergrößter Bedeutung. Krisen sind zeitlich begrenzt, sie gehen vorüber. Hindernisse können überwunden werden. Es liegt in Ihrer Macht, den künftigen Verlauf des Geschehens entscheidend zu beeinflussen.

## 2. Klare Zielvorstellungen

Schon der bewusste Entschluss, Trauer und Kummer hinter sich zu lassen und etwas an der eigenen Lage zu verändern, gibt neue Kraft. Es wird diese Kraft stärken und vervielfachen, wenn Sie konkret überlegen, wohin Sie nun gehen wollen. Je klarer Sie das Ziel sehen, umso größer sind Ihre Chancen, es zu erreichen.

## 3. Stressbewältigungsstrategien

Stress ist zu einem ständigen Begleiter des modernen Menschen geworden. Er ist ein großes Hindernis, wenn es darum geht, Lösungen zu finden und auszuprobieren. Wer gestresst ist, verliert seine Gelassenheit und kann so die tatsächlichen Proportionen eines Problems nicht mehr sehen: Stress bläht Widrigkeiten auf. Oft ist Stress nicht die Folge einer Krise, sondern er löst sie aus: Aus einer Anhäufung von lauter alltäglichen Nichtigkeiten wird ein Berg, der über uns zusammenzubrechen droht, diese Bedrohung wird zum Stress, und schon ist eine hausgemachte Krise da. Daher muss ein resilienter Mensch die ersten Anzeichen von Stress erkennen und Strategien zu dessen Bewältigung beherrschen.

# Vertrauen ist gut, Lösungen suchen ist besser

Es ist tröstlich, sich von einer höheren Macht beschützt zu fühlen oder einfach darauf zu vertrauen, dass sich irgendwie alles von selbst regeln wird. Doch aktiv nach Lösungen suchen, scheint das erfolgversprechendste Verhalten zu sein. Resiliente Menschen sind keine realitätsfremden Träumer, sondern wissen, dass sie dem Schicksal gelegentlich ein wenig helfen müssen, damit ihr Leben die erwünschte Wendung nimmt. Damit das auch wirklich klappt, braucht man eine klare Vorstellung davon, worin diese erwünschte Wendung bestehen soll, begleitet von der selbstkritischen Frage, ob diese Wendung auch wirklich die beste ist. Für einen Mann, der von seiner Freundin verlassen wurde, ist die erwünschte Wendung oft, dass sie zu ihm zurückkehrt. In blindem Eifer strebt er dieses Ziel an – ohne dabei zu bedenken, ob diese Frau wirklich zu ihm passt.

Frauen fällt es offenbar schwerer als Männern, ein klares Ziel zu formulieren. Eine Untersuchung im Auftrag der Frauenzeitschrift *freundin* ergab, dass viele Frauen keine eindeutige Vorstellung davon haben, was sie im Leben erreichen wollen.[1] Sie sind auf der ständigen Suche »nach einem idealen Lebenskonzept, lassen sich von Trends, Lifestyle und Zeitgeist mal hierhin, mal dorthin treiben«. Wenn ein klares Ziel fehlt – so die Studie –, hat das fatale Konsequenzen: Stillstand, Leere, Unzufriedenheit.

### Manchmal weiß man nicht, was man will

Die Formulierung von klaren Zielen kann ein angeknackstes Ego erstaunlich gut aufrichten. Es dürfen sogar mehrere Ziele sein, allerdings nicht so viele, dass man die Übersicht verliert.
Nun ist es nicht immer leicht zu wissen, welche Ziele man eigentlich hat. Hier helfen Ihnen folgende Fragen:

*Unter welchen Umständen fühle ich mich rundum eins mit mir?*
*Was macht mich zufrieden?*
*Wie kann ich erreichen, dass der Zustand von Zufriedenheit häufiger auftritt und/oder länger anhält?*
*Was soll später auf meinem Grabstein stehen?*
*Wofür möchte ich denen im Gedächtnis bleiben, die mich mögen?*

Am besten führen Sie Ihre Ziel-Palette auf einem kleinen Zettel im Portemonnaie mit sich. In Zeiten von Müdigkeit, Demoralisierung und Mutlosigkeit wirkt ein Blick darauf Wunder, denn so wissen Sie plötzlich wieder, was Sie wollen.

## Wer kein Ziel hat, kommt nirgends an

»Lebensqualität hängt nicht allein von Glücksgefühlen ab, sondern auch davon, was man für sein Glück tut«, schreibt Mihaly Csikszentmihalyi, neben Martin Seligman

einer der wichtigsten Vertreter der Positiven Psychologie und der Entdecker des *Flow*, von dem später noch die Rede sein wird.[2] Csikszentmihalyis Forschungen bestätigen, dass Menschen Aufgaben und Ziele brauchen, um wirklich zufrieden zu sein und in ihrem Leben einen Sinn zu sehen. »Steckt man sich keine Ziele, die der eigenen Existenz einen Sinn verleihen, und setzt man seinen Geist nicht ganz ein, dann erreichen die angenehmen Gefühle nur einen Bruchteil unseres Potentials. [...] Hat man keine Träume und geht man keine Wagnisse ein, lässt sich nur ein blasser Abklatsch von Leben zustande bringen.«[3]
So viel zu der irrigen Annahme, der Mensch sei am glücklichsten, wenn er ohne irgendwelche Herausforderungen einfach in den Tag hineinbaselt. Und so viel zu der Bestätigung, dass der Mensch lösungs- und zielorientiertes Verhalten zur Unterstützung seines Wohlbefindens, seiner inneren Stärke und der Kräftigung seiner Resilienz braucht.

## »I have a dream«

Bleiben Sie beim Zielesetzen auf dem Boden. Was ist für Sie realistisch? Was ist erreichbar? Realistisch und erreichbar bedeutet nicht verzagt oder kleinmütig. Ihre Ziele können durchaus hoch gesteckt und so sein, dass andere sie verrückt finden – sie müssen nur zu Ihnen passen.
»I have a dream«, sagte der amerikanische Bürgerrechtler Martin Luther King in einer berühmten Rede. Er träumte von einer Gesellschaft, in der alle Menschen egal welcher

Hautfarbe gleichberechtigt leben. Damals, in den Sechzigerjahren, hielten ihn viele deswegen für völlig verrückt. Noch ist sein Traum nicht wahr geworden – aber die Realität ist nicht mehr so weit davon entfernt wie vor vierzig Jahren. Träumen Sie also ruhig einen ganz großen Traum – wichtig ist nur, dass Sie Ihre reale Basis und Ihre realen Ressourcen nicht aus dem Blick verlieren.

Lebensqualität, sagt Mihaly Csikszentmihalyi, hängt wesentlich davon ab, was jeder selbst für sein Glück tut. Er sagt auch: »Die beste Lösung besteht vielleicht darin, zu verstehen, woher die eigene Motivation kommt, und sich, während man erkennt, wohin die eigenen Wünsche gehen, in aller Bewusstheit Ziele zu setzen und Ordnung im Bewusstsein zu schaffen, ohne dass man allzu viel Unordnung in der sozialen und materiellen Umgebung hervorruft.«[4]

Vielleicht kommt es manchmal auch darauf an, sich ein Ziel oder eine Arbeit besonders fantasievoll auszumalen, damit sie besonders attraktiv wird. So liest man es auf jeden Fall von den beiden berühmten Modeschöpfern Dolce und Gabbana – die immerhin Stars wie Nicole Kidman, Demi Moore, Isabella Rossellini und Madonna ausstatten. Bei ihnen scheint ein immer wieder neu wirkender Antriebsmechanismus der zu sein, dass sie bei ihren Entwürfen eine bestimmte Vision haben. Sie sehen erst ihr Ziel und suchen dann den Weg dorthin: »Wenn wir designen, dann ist es wie ein Film. Wir denken uns eine Geschichte aus und entwerfen dazu die passenden Kleider.«[5]

## Kontrastieren

In Ihrem Buch *Psychologie des Zukunftsdenkens*[6] beschreibt die Psychologin Gabriele Oettingen eine Technik, die sie »kontrastieren« nennt. Sie soll Unentschlossenen helfen, aus Leerlaufsituationen herauszufinden, und die Frage beantworten »Soll ich oder soll ich nicht?«

Die Technik besteht darin, sich das Erreichen eines Ziels – ich habe meine Diplomarbeit fertig; ich habe zu diesem fantastischen neuen Kollegen einen Kontakt hergestellt; ich habe mit dem Rauchen aufgehört – in den glühendsten Farben auszumalen (Schritt 1).

In Schritt 2 muss man sich ebenso bildlich vergegenwärtigen, was es an Aufwand bedeutet, wenn man sich wirklich auf den Weg macht: Monate harter Arbeit, der schreckliche Sprung über den Schatten der eigenen Schüchternheit, die qualvollen Entzugserscheinungen.

Die Durchführung dieses »Kontrastierens« zeigte, dass Probanden, die ihre Erfolgschancen mager einschätzten, sich nach diesen beiden Schritten endlich und eindeutig von ihrem Vorhaben verabschieden konnten. Die blockierte Energie wurde frei, und sie wandten sich neuen Ideen zu.

Die Probanden, die glaubten, bessere Karten zu haben, sich aber trotzdem nicht getraut hatten, setzten, durch diesen Versuch bestärkt, ihr Vorhaben endlich in die Tat um.

## Was treibt uns an?

Sie erinnern sich doch noch an Gérald Métroz? Auch er hatte ein Ziel: Er wollte trotz seiner schweren Behinderung »dazugehören« und »wie die anderen sein«. Neben Optimismus und der Akzeptanz seiner Behinderung gab ihm auch dieses Ziel die innere Kraft für seinen schwierigen Weg. »Wer sein Ziel nicht kennt, kommt nirgends an«, das heißt, wir müssen wissen, was wir wollen, was uns antreibt und welche Motive unser Handeln bestimmen. Also: Was wollen Sie vom Leben?

Wollen Sie vor allem
- den richtigen Mann/die richtige Frau?
- viele Kinder?
- die wirklich große Karriere?
- einen ruhigen Job?
- ein wüstes Liebesleben?
- bei allen beliebt sein?
- im Ausland leben?
- Japanisch lernen?
- ihre eigene Kollektion Kleider entwerfen?
- einen Laden aufmachen?
- anderen imponieren und sie neidisch machen?
- einen Jaguar besitzen?

Wie sähe ein Leben aus, das Sie glücklich und zufrieden machen würde? Was suchen Sie? Was treibt Sie an?
Wenn Sie es schwierig finden, diese Fragen zu beantworten, muss Sie das weder erstaunen noch in Verzweiflung stürzen: Wissenschaftler meinen, dass unsere Wünsche

und Lebensziele von etwa 5600 verschiedenen Trieben gelenkt werden. Nun brauchen Sie die nicht alle auswendig zu lernen, aber um sich selbst auf die Schliche zu kommen, sollten Sie die wichtigsten erkennen. Hier sind sie:

*Macht – Unabhängigkeit – Neugier – Anerkennung – Ordnung – Sparen – Ehre – Idealismus – Beziehungen – Familie – Status – Rache – Romantik – Ernährung – körperliche Aktivität – Ruhe*

- Was davon reizt Sie?
- Was gehört zu Ihnen?
- Was ist Ihnen völlig schnuppe?

Wenn Sie Ihren Sehnsüchten nachspüren, werden Sie eine Menge über sich erfahren. Aber dieses Wissen allein genügt nicht. Im Gegenteil. Sobald Ihnen beispielsweise bewusst wird, dass es Ihr Lebenstraum ist, als Hausfrau und Mutter auf dem Land zu leben, Sie sich aber aus Imagegründen weiterhin als toughe Karrierefrau und Großstadtpflanze darstellen, werden Sie die Kluft zwischen den beiden Lebensstilen umso schmerzlicher empfinden und Ihr Unglück vertiefen. Sie müssen also auch – erst vor sich und dann auch vor anderen – zu Ihren Wünschen stehen.
Oder: Nicht jeder, der zehn Stunden am Tag arbeitet, ist ein bemitleidenswerter Workaholic. Es kann durchaus sein, dass er dieses Leben genau so will. Falls Sie ein solcher Mensch sind, sollten Sie sich weder von Freunden noch von übereifrigen Psychologen etwas anderes einreden lassen.

Oder: Falls Sie Sicherheit langweilig, ja spießig und das Leben nur dann lebenswert finden, wenn Sie jede Situation voll ausreizen können – dann los!
Selbstverwirklichung ist resilientes Verhalten!

### »Lösungen kann man überall finden.«

Es ist immer wieder verblüffend, wie sehr sich die Weisheit von Religionen und mystischen Traditionen mit den Ergebnissen der Resilienz- und Glücksforschung überschneidet. Im Kern geht es allen um dasselbe: Klarheit, Selbstbeobachtung und den Mut zum ersten Schritt.
Sehr anschaulich wird diese Haltung in der folgenden Passage eines Gesprächs mit Llewellyn Vaughan-Lee, einem modernen Meister der mystischen Sufi-Tradition.[7]

Was brauchen wir, um zu vernünftigen Lösungen zu kommen?

V-L: Wir brauchen einen gesunden Menschenverstand, sodass wir nicht versucht sind, einen Traum zu leben.
Andererseits muss man manchmal einem Traum treu bleiben. Es ist wie ein sehr vorsichtiger Balanceakt, herauszufinden, wann die Realität und die Situation von uns fordern, flexibel zu sein, und wann die Flexibilität bei der Umsetzung des Eigentlichen stört.

Woher wissen wir, ob die Lösungen, die wir finden, die richtigen sind?

V-L: Man schaut, ob es funktioniert. Ein englischer Ausspruch lautet: Der Beweis des Puddings liegt im Essen! Nur wenn man den Pudding isst, weiß man, wie er schmeckt.

Was bedeutet eine Niederlage oder Versagen?

V-L: Das ist relativ! Manchmal muss man versagen, denn das trägt uns über die Begrenzungen unserer Sichtweise hinaus. Es ist sehr wichtig zu lernen, wie man versagt, ohne ärgerlich oder bitter zu werden. Nicht zuzumachen, sondern offen zu werden und zu fragen: Was soll ich durch dieses Versagen lernen? Manchmal müssen die Dinge fehlschlagen. Es hat keinen Zweck, zu sehr auf den Erfolg bedacht zu sein, denn im Grunde gibt es so etwas wie Versagen oder Erfolg nicht. Alles ist nicht mehr und nicht weniger als eine Erfahrung. Kipling sagt: »Erfolg und Versagen, behandle diese zwei Betrüger gleich, einen wie den anderen.«

Ja, aber Erfolg ist eine große Sache.

V-L: Aber manchmal ist es richtig zu versagen. Funktioniert es nicht auf diese Weise, versucht man es aber trotzdem auf eine andere Weise. Es geht um Flexibilität und Offenheit für jeglichen Impuls. Manchmal ist es ein Vorschlag von jemandem, den man im Bus trifft. Oder ein Plakat, das einen Impuls gibt, der völlig außerhalb des bisherigen Vorstellungsrahmens lag. Etwas, das man auf dem Sufi-Pfad lernt, ist, so offen wie möglich zu sein für alle Impulse. Sufis sind aufmerksam und für alles offen, denn Lösungen kann man überall finden.

## Das Neue begrüßen, ohne das Alte zu verleugnen

Veränderungen und Neuanfänge sind unumgänglich. Wir können Schmerzliches nicht ungeschehen machen und unerwünschte Entwicklungen nicht aufhalten. Wenn es keine Aussicht auf Erfolg gibt, ist es sinnvoller, sich dem Schicksal zu beugen, statt unsere begrenzten Kräfte durch sinnlosen Widerstand zu vergeuden.
Der indische Gelehrte und Literatur-Nobelpreisträger Rabindranath Tagore formuliert das folgendermaßen:

*Schicksal, ich folge dir freiwillig,*
*denn täte ich es nicht,*
*so müsste ich es ja dennoch unter Tränen tun.*

Während äußere Veränderungen ohne unser Dazutun, oft auch gegen unseren Willen passieren, lassen sich die inneren Veränderungen, die dadurch nötig werden, selten über Nacht herbeiführen. Wir sind ja noch die Person, die wir vor der Veränderung waren, wir müssen unser Denken, unsere Erwartungen und Kräfte erst an die neue Situation anpassen. Dabei sind die Übergänge fließend. Wer beginnt, sich mit dem Unbekannten vertraut zu machen, kann sich zunächst nur aus dem alten Verhaltensrepertoire bedienen. Also steckt man erst einmal die große Fußzehe ins kalte Wasser des Unvertrauten, während man mit dem anderen Bein auf festem Grund – dem Altbewährten – bleibt. Während man sich langsam vortastet, bleibt man sich des Alten bewusst. Wenn Sie dabei die Balance behalten, schafft dies einen sanften Übergang. Bestimmen Sie, wenn es irgend möglich ist, was Sie sich zumuten können – wie schnell Sie ganz ins Neue eintauchen.

## »Wohlan denn, Herz, nimm Abschied und gesunde«

Viele Menschen glauben, dass Abschiede nur zu den dramatischen Schicksalsschlägen gehören, und vergessen dabei, dass sie täglich kleine Abschiede bewältigen: das Baby auf unserem Arm blüht und gedeiht – und entwächst uns dabei täglich ein wenig mehr. Unsere Lieblingsmarmelade wird nicht mehr hergestellt. Wir haben den wunderbaren Schal verloren, den wir auf der ersten Venedigreise gekauft haben. Resiliente Menschen verabschieden sich bewusst. Sie lassen das Alte hinter sich und üben bewusst, es loszulassen: Wenn etwas endet, beginnt etwas Neues. Jedem Anfang, schreibt Hermann Hesse, wohnt ein Zauber inne. Sein Gedicht *Stufen*, das übrigens das Lieblingsgedicht der Deutschen ist, macht Mut zur Veränderung, zum Wandel, zur Transformation, und es hält auch eine große Ermutigung bereit. Die beiden bekanntesten Zeilen des Gedichts lauten:

**Und jedem Anfang wohnt ein Zauber inne,**
**der uns beschützt und der uns hilft zu leben.**

Dem Anfang, von dem er spricht, muss ein Ende vorangegangen sein, und so lautet die letzte Zeile von *Stufen*: Wohlan denn, Herz, nimm Abschied und gesunde.

Es geht nicht darum, ob dieser Abschied gewählt oder erzwungen war. Es geht Hesse um den ständigen Neubeginn. Der kann Kräfte und Talente in uns freilegen, von denen wir bisher nicht einmal etwas ahnten.

### Lebensanreicherung

Nun fallen uns leider die besten Alternativen zum Bisherigen selten genau im richtigen Moment ein. Man muss sich auf die Suche machen, und dabei hilft es oft, sich auf alte Hoffungen und Träume zu besinnen.

*Hatten Sie in Ihrer Kindheit einen Wunsch, der damals nicht realisierbar war, den Sie sich jetzt aber problemlos erfüllen könnten?*

*Gibt es etwas, das Ihnen immer Freude gemacht hat, das Sie aber in den letzten Jahren vernachlässigt, vielleicht sogar vergessen haben?*

*Gibt es etwas, das Ihnen immer wieder einmal im Kopf herumspukte, das Sie aber ebenso oft als spinnert abgetan haben? Und das Sie jetzt einmal ausprobieren könnten?*

*Vielleicht wollten Sie schon immer etwas lernen (ein Instrument, eine Sprache, Töpfern), sich einen neuen Sport erobern oder ein altes Hobby wie Fotografieren wieder aufleben lassen?*

Wenn wir uns auf unsere Hoffnungen und Träume besinnen, geben wir unserer inneren Stärke Wurzeln. Manchmal geht es nur darum, sich damit zu beweisen, dass die Welt nicht grau in grau bleiben muss, bloß weil etwas schief gegangen ist. Nach einem Verlust fühlen wir uns erst einmal verarmt, sobald wir aber wieder klar sehen, wie viele Möglichkeiten uns offen stehen, haben wir unser Leben schon wieder reicher gemacht.

## Joschka Fischer: Mein langer Lauf zu mir selbst

Vielleicht muss man sich konsequent extrem hohe Ziele setzen, wenn man das Kaliber von Joschka Fischer hat. Sein Motto lautet etwas verkürzt: Ziele setzen, die am Rande der Schmerzgrenze liegen, und sobald sie erreicht sind, gleich nach etwas Neuem Ausschau halten. Das klingt sehr nach Selbstkasteiung, ein Eindruck, den der Leser durchaus auch aus Fischers Autobiografie *Mein langer Lauf zu mir selbst*[8] mitnimmt. Mit diesem Anspruch steht er zum Beispiel im Gegensatz zu einer anderen, auch sehr erfolgsorientierten Person, der Tennisspielerin Steffi Graf, von der man vielleicht Ähnliches erwartet hätte. Doch das täuscht. In einem Interview mit der Frauenzeitschrift *freundin* gibt sie Frauen für die Wendepunkte des Lebens einen anderen Tipp: »Ich finde es grundsätzlich wichtig, Dinge in Angriff zu nehmen, die einen wirklich reizen. Man sollte sich im Übrigen Ziele nie zu hoch setzen, damit man sie auch erreichen kann.«[9]
Doch Joschka Fischer ist ein Mann, sein Weg ist interessant, und er ist mit seiner Methode weit gekommen – seine politische Karriere ist grandios, und eine tiefe persönliche Krise hat er offenbar mit seinen hoch gesteckten Zielen genauso ambitioniert bewältigt. Außerdem sieht man bei Politikern selten hinter die Fassade, bei den meis-

ten sind Krisen oder gar Niederlagen ein großes Tabu. Fischer unterscheidet sich in dieser Hinsicht deutlich von seinen Kollegen und Kolleginnen. Nicht nur spricht er in der erwähnten Autobiografie über seinen Kummer und seine seelischen Verletzungen. Er zeigte auch eine erstaunliche – und für Politiker untypische – Offenheit hinsichtlich seines Privatlebens, denn er beschreibt schonungslos, was geschah, als seine dritte Ehefrau ihm im August 1996 eröffnet, dass sie ihn nach dreizehn Ehejahren verlassen werde:

*»Dieser Blitz traf mich aus heiterem Himmel, die Erde tat sich vor mir auf, der Himmel fiel mir auf den Kopf, und unter dieser emotionalen Katastrophe zerbrach mein ganzes bisheriges Leben innerhalb kürzester Zeit.«*[10]

Ebenfalls dreizehn Jahre war es damals her, dass er 1983 als sportlicher 35-Jähriger mit 75 Kilo in den Bundestag eingezogen war. Seine Frustration über die Politik, Überarbeitung und Bewegungsmangel, gepaart mit einer Neigung zu allzu üppigen Mahlzeiten und viel Alkohol, veränderten ihn auch äußerlich: Mit 48 Jahren wog er 112 Kilo.

Zweierlei rettete ihn: Zum einen begriff und akzeptierte er sehr schnell, dass die Entscheidung seiner Frau endgültig war. Zum anderen wusste er, dass er sich sofort ein neues Ziel setzen musste, um nicht unterzugehen:

*»Die Alternative war plötzlich sehr einfach: Entweder mache ich so weiter wie bisher und gehe damit endgültig vor die Hunde, denn in dieser jetzt beginnenden Lebenskrise*

*würde ohne Kehrtwende mein destruktiver Lebensstil ganz sicher noch um einiges weiter eskalieren, um es ganz milde zu formulieren. Oder ich mache jetzt – jetzt sofort! – einen radikalen Schnitt, ändere völlig mein persönliches Programm und lasse alles radikal hinter mir [...] und konzentriere mich fortan vor allem auf mich selbst.«*[11]

Fischer reagierte in dieser Krise wie aus dem Resilienz-Bilderbuch: Nach einer Schrecksekunde besinnt er sich, akzeptiert die Situation, nimmt sein Leben in die Hand, indem er sich Ziele setzt, und macht sich daran, seinem Leben und seinem Körper neue Formen zu geben: Er beginnt mit Kraft- und Konditionstraining. Er stellt seine Ernährung drastisch um und meidet Fleisch. Er geht früh ins Bett und trinkt keinen Alkohol mehr. Vor allem aber beginnt er zu laufen. So verwandelt er sich binnen eines Jahres von der kurzatmigen *couch potato* zum schlanken Sportstypen.

Fischer nutzte seinen persönlichen Weltuntergang konstruktiv für eine radikale Umkehr. Möglicherweise ist er der klassische Optimist, der in jeder Niederlage sofort die Herausforderung sieht und sich aktiv an die Bewältigung der Krise heranmacht, um sie zügig zu überwinden. In seiner Autobiografie erwähnt er zwar, dass er sich manchmal hilflos gefühlt habe, aber in dieser Phase bleibt er offenbar nie lang stecken. Er ergreift immer wieder die Initiative, denn die passive Opferrolle liegt ihm nicht: »Man muss nur bereit sein, die ersten Schritte zu tun, und dann immer weiter laufen.«[12] Fischer beschreibt sehr genau, was er braucht, um mit dem Leben zurechtzukommen. Es sind:

- Entschlossenheit
- Durchhaltevermögen
- Realismus
- Geduld

Diese nennt er »die vier Tugenden«, die auf drei Grundsätzen basieren:

- Belüge dich niemals selbst!
- Meide immer deine Leistungsspitze! (Das gilt besonders für den Politikeralltag, für den man immer Reserven braucht.)
- Gib niemals auf![13]

Man könnte sich natürlich fragen, ob Fischer die von ihm gerühmten Charaktereigenschaften *Durchhaltevermögen, Realismus* und *Geduld* auch bei seinen Frauenbeziehungen beherzigt, doch das ist ein anderes Kapitel!

## Stress entsteht im Kopf – nutzen wir das!

Jeder weiß, wie Stress sich anfühlt: Es wird etwas von uns gefordert oder erwartet, und wir fürchten, dass unsere Kräfte, unser Wissen, unsere Lebenserfahrung nicht ausreichen werden, um die gestellte Aufgabe gut zu erledigen. Die Gefühlsmischung, die wir als »Stress« bezeichnen, ist von der psychologischen Forschung detailliert aufgegliedert worden. Eine Richtung der Stressforschung beschäftigt sich beispielsweise mit dem ständigen und immer schneller werdenden Wandel, der die moderne Gesellschaft kennzeichnet, und untersucht, wie stressauslösend diese rasanten Veränderungen für den Einzelnen sind. Das Ergebnis ist eindeutig: »Je häufiger und je schneller man sich an veränderte Situationen anpassen muss, desto mehr Stress erlebt man, und umso gefährdeter sind die seelische wie körperliche Gesundheit, das Wohlbefinden und die Zufriedenheit.«[14] Unter dem Aspekt der gesamtgesellschaftlichen Veränderungen hat sich der Stresspegel seit 1960 um 44 Prozent erhöht, und das bedeutet eine enorme Herausforderung für die Resilienz.

## Die Vogelperspektive

Wenn es so weit mit ihnen gekommen ist, dass Stress zum Problem geworden ist, wird es allerhöchste Zeit, dass Sie eine Pause einlegen. Sie haben gerade jetzt keine Sekunde Zeit für solche Mätzchen? Unsinn! Die Chinesen sagen: Wenn du es eilig hast, mache einen Umweg. Und genau das müssen Sie jetzt tun. Sie müssen einen Umweg machen – und dabei erheben Sie sich in die Lüfte. Nur in Ihrer Fantasie und vor Ihrem inneren Auge! Sie schauen sich Ihre Situation aus der Vogelperspektive an.

Bei der folgenden Übung geht es darum, sich und sein bisheriges Verhalten möglichst kühl zu betrachten. Mit fremdem Blick, sozusagen, indem Sie sich beim Denken beobachten und Ihren inneren Monologen zuhören – distanziert. Also:

Betrachten Sie Ihre Lage nüchtern. Urteilen Sie nicht. Versuchen Sie nur, sich selbst unbeteiligt in dieser Situation zu betrachten. Suchen Sie nicht nach Lösungen. Sehen Sie sich nur zu und bleiben Sie ehrlich. *Urteilen Sie nicht.*
Versuchen Sie, sich ein klares Bild über Ihre Situation zu verschaffen. Urteilen Sie nicht.

Erst wenn Sie alle Informationen distanziert und sachlich zusammengestellt haben, ist der Zeitpunkt gekommen, um dieses neue Wissen einzuordnen und nach Lösungen zu suchen.

## Die schleichende Invasion

Stellen Sie sich vor, dass Sie einen Freund bitten, Ihnen einen Tag lang sein Auto zu leihen. Sie sind froh, dass er zustimmt, doch kaum fahren Sie los, beginnen Sie sich zu wundern: Der Sitz ist durchgesessen, das Fenster schließt nicht richtig, der Wind pfeift rein, der Spiegel lässt sich nicht verstellen, die Kupplung schleift, und der zweite Gang geht nur mit Ach und Krach rein. Sie geben den Wagen zurück und machen einen Witz über diese Rostlaube. Aber Ihr Freund ist ganz erstaunt. Er kennt zwar alle Defekte, findet aber, dass das doch nur kleine Macken seien. Sie hatten sich nach und nach eingeschlichen, und so hatte er sich daran gewöhnt.
Etwas drastischer ist das Beispiel mit dem Frosch (Tierfreunde sollten diesen Absatz überspringen): Wissen Sie, wie man einen Frosch kocht? Man setzt ihn ins Wasser

und erhöht langsam die Temperatur. Der Frosch könnte jederzeit aus dem Wasser springen. Doch weil es sich so langsam erwärmt, merkt er nicht rechtzeitig, wann er sich in Sicherheit bringen muss. Und so geht es uns Menschen auch oft: Belastungen, die langsam ansteigen, sind deswegen so gefährlich, weil wir uns graduell anpassen. Das geht so lange gut – oder eigentlich immer weniger gut –, bis das erträgliche Maß bereits weit überschritten ist. Dann bringt irgendeine lächerliche Kleinigkeit das berühmte Fass zum Überlaufen. Im Englischen benutzt man dafür ein anderes Bild: Da ist es der eine zusätzliche Strohhalm, der dem schwer beladenen Kamel den Rücken bricht.

Verschleiß sei dann am wahrscheinlichsten, wenn unsere Reaktionen automatisch werden – wenn wir keinen Gedanken mehr darauf verwenden, was wir tun oder lassen, sagt der amerikanische Sozialpsychologe Michael Lauderdale. Der gefährliche Stress ist also nicht das Kind, das vor Ihrem fahrenden Auto seinem Ball nachläuft – gefährlicher Stress ist der am Ende unübersichtlich gewachsene Berg, der vielleicht nur aus federleichten Strohhalmen besteht, aber doch Ihre innere Stärke bedroht und Ihren Blick für klare Lösungen trübt.

Nehmen Sie sich also Zeit – viel Zeit – für eine Bestandsaufnahme. Sehen Sie sich jeden einzelnen Ihrer Strohhalme genau an. Nehmen Sie auch kleine Anzeichen von Erschöpfung oder Widerwillen wahr. Mit den Strohhalmen hat es nämlich etwas Merkwürdiges auf sich: Manche wollen nur lange und aufmerksam angeschaut werden, um sich in nichts auflösen zu können.

## Stressprofile

Verschiedene Menschen empfinden die gleiche Situation völlig unterschiedlich. Das mag banal klingen, aber wenn Sie das auf Ihre aktuelle Situation anwenden, ist es vielleicht nicht mehr ganz so banal. Stellen Sie sich vor, Sie müssten am kommenden Samstag für Thomas Gottschalk bei »Wetten, dass ...« einspringen. Das ist Stress – für Sie. Für Gottschalk offenbar nicht. Er scheint das mit links zu absolvieren. Wenn er aber für Michael Schumacher das nächste Rennen fahren sollte ... Sie geraten ins Schwitzen, wenn Sie nur daran denken, dass Sie einen Abend lang auf die beiden Kinder Ihrer Schwester aufpassen sollen – was sich wiederum Ihre Schwester im Traum nicht vorstellen kann. Sie können mit Ihren Geschäftspartnern brillant telefonieren – Ihre Kollegin würgt schon am ›Guten Tag‹ herum. Dafür kann sie Ihrem gemeinsamen Chef dermaßen gekonnt die Meinung sagen, dass der sprachlos, aber nicht wütend ist – während Sie schon Atemnot kriegen, wenn Sie allein mit ihm im Lift stehen.
Ein und dieselbe Aufgabe wirkt auf verschiedene Menschen völlig verschieden – jeder Mensch hat sein individuelles Stressprofil.
Also: Wer oder was kann Ihnen Stress machen? Womit machen Sie sich selbst Stress?
Die Stressforscher Prof. Dr. Thomas Holmes und Richard Rahe haben ein Bewertungssystem erarbeitet, das bestimmte Erlebnisse nach ihrem Stresspotenzial einordnet.[15] Diese Übersicht kann Ihnen, unabhängig von Ihrem individuellen Stressempfinden, als erste Orientierung dienen:

- Hohe Stressbelastung
  Tod des Partners, Scheidung, Trennung vom Lebenspartner, Gefängnisaufenthalt, Tod sehr nahe stehender Menschen
- Mittlere Stressbelastung
  Ernste Krankheiten, der Verlust des Arbeitsplatzes, der Ruhestand, der Tod eines Bekannten, höhere Kreditaufnahmen, größere Umorganisationen am Arbeitsplatz, neue Aufgabe im Beruf, häufig Ehestreit, sexuelle Schwierigkeiten
- Geringe Stressbelastung
  Beginn und Ende einer Ausbildung, Ärger mit Verwandten und nahen Freunden, kleine Kreditaufnahmen, Ärger mit Vorgesetzten, kleinere Veränderungen am Arbeitsplatz, Wohnungswechsel, Änderungen der Lebensumstände, der Essgewohnheiten oder des Schlafverhaltens

Neben diesen großen Kategorien, anhand derer Sie Ihre gegenwärtige Situation einschätzen können, bietet das Erstellen einer Stresskarte die Möglichkeit, Ihre persönliche Situation konkreter zu analysieren.[16]

### Die Stresskarte

> Nehmen Sie ein großes Blatt Papier. Schreiben Sie Ihren Namen in die Mitte.
> Notieren Sie jetzt um Ihren Namen herum alle Bereiche, Aufgaben und Personen, die in Ihrem Leben eine Rolle spielen. Je näher und wichtiger etwas ist, umso dichter sollte es an Ihrem Namen stehen.

Dann bewerten Sie jeden Eintrag danach, wie belastend er für Sie ist: Von null Punkten für Stressfreiheit bis zu fünf Punkte für maximalen Stress.
Im nächsten Schritt bewerten Sie die Einträge danach, ob sie Sie stärken oder schwächen. Was Ihnen Kraft gibt, bekommt ein +, was Sie Kraft kostet, ein -.
Auf der Stresskarte haben Sie die positiven, negativen und neutralen Bereiche Ihres Lebens konkret vor Augen.
Vielleicht hat die Betreuung Ihres kranken Vaters zwar vier Stresspunkte, weil Sie dadurch zeitlich so belastet sind, aber auch ein Pluszeichen, weil Ihnen das Zusammensein mit ihm viel bedeutet. Die Hausarbeit hat null Stresspunkte – sie geht Ihnen leicht von der Hand –, aber sie hat ein großes Minuszeichen bekommen, weil Sie dieses ganze Rumgewische zutiefst hassen.
Wenn Sie Ihre Stresskarte detailliert ausgearbeitet haben, ist der nächste Schritt das Erwägen möglicher Konsequenzen.

Wo liegen die wirklichen Belastungen?
Welche Lösungsmöglichkeiten sehen Sie?
*(Z. B.: Wie wäre es, wenn Sie über eine Putzhilfe nachdächten? Dann wären Sie das Putzen los und hätten zugleich mehr Zeit für die Pflege Ihres Vaters.)*
Was müssen Sie verändern?
Wie können Sie das tun?
Wer kann Ihnen helfen? Und wie?

## Zeitlupe

Gehpausen und Ruhetage beim Joggen
machen Sie schneller fit und schlank
als harte Mammutläufe.
*Jeff Galloway, amerikanischer Laufexperte*

Wer von Termin zu Termin hetzt und von Verpflichtungen getrieben ist, verliert das Gefühl für die Rhythmen des Lebens. Auch resiliente Menschen sind in ihrem Wohlbefinden abhängig von einer vernünftigen Balance zwischen Wachen und Schlafen, Rückzug und Kommunikation, Reden und Schweigen, Anspannung und Entspannung. Wer das richtige Maß verliert, fühlt sich erschöpft und nicht belastbar genug, um sich einen Überblick über gute Lösungen für die Situation zu verschaffen.

Eine Umfrage im Auftrag der Zeitschrift *freundin* ergab, dass sich fast 80 Prozent aller Deutschen gestresst fühlen. Als wichtigste Stressfaktoren wurden zu viele Vorsätze, zu hohe Erwartungen und falsche Ideale genannt. 20 Prozent der Bundesbürger können sich selbst am Wochenende nicht wirklich entspannen.[17]

*Wie sieht das bei Ihnen aus?*

Eine Internetbefragung »entlarvt die Deutschen als Erholungsdilettanten«: »74 Prozent der Frauen und 63 Prozent der Männer schieben Erholungsphasen immer wieder auf oder lassen sich davon abhalten, sie sich zu gönnen. Besonders Frauen können offensichtlich auch nach Büroschluss nur selten zum verdienten Feierabend übergehen. Sie neigen besonders dazu, sich vor allem mit familiären Verpflichtungen zu belasten.«[18]

Nur 24 Prozent der Männer und 19 Prozent der Frauen planen Erholung bewusst und konkret in ihren Alltag ein. Die Quintessenz dieser Untersuchung ist, dass auch Erholung gelernt sein will und jeder das richtige Maß von Entspannung und Arbeit für sich auspendeln muss. »Nur wer die Erholung genauso ernst nimmt wie die Arbeit, kann seine Gesundheit erfolgreich schützen.«[19]

Was für den Sport gilt, gilt auch für die Psyche: Sie brauchen Pausen. Sie dürfen sich nicht zu viel zumuten! Das gilt umso mehr, wenn Sie aktuell in einer Krise stecken! In den letzten Jahren ist der Begriff »Multitasking« sehr in Mode gekommen – er spiegelt uns vor, dass wir verschiedene Dinge gleichzeitig tun und so unseren Alltag effektiver bewältigen können. Gegenstudien haben aber bewiesen, dass man keineswegs zwei oder mehr Dinge gleichzeitig schafft, sondern dass die Aufmerksamkeit in Sekundenbruchteilen zwischen den Aufgabe hin- und herspringt. In Wahrheit läuft es also darauf hinaus, dass man auf diese Weise niemals ungeteilt aufmerksam ist. Offensichtlich ist es immer noch das Beste, sich ganz auf eine Aufgabe zu konzentrieren und sie konsequent und komplett zu erledigen. Die Ruhe und Entschlossenheit, mit der Sie eine Sache durchziehen, gibt Ihnen die Kraft, die Sie für den nächsten Schritt brauchen. Erinnern Sie sich noch an die Bergsteigerregel? Immer nur einen Fuß vor den anderen setzen!

### Achtsamkeit

Der vietnamesische Zen-Meister Thich Nhat Hang schult seine Schüler in der Kunst mit größtmöglicher Aufmerksamkeit, ganz bei dem zu bleiben, was sie gerade tun. So werden sie sich der Automatismen ihrer Gewohnheiten bewusst und spüren zum Beispiel auch den Stress, der leicht entsteht, wenn man eine Sache tut, aber dabei in Gedanken schon bei der nächsten ist.
Thich Nhat Hang rät seinen Schülern beispielsweise, das Telefon dreimal klingeln zu lassen, bevor sie abnehmen. In dieser Zeitspanne, bevor sie zum Hörer greifen, sollen sie ganz bewusst tief ein- und ausatmen.

Schon kleine Auszeiten helfen, um Stress zu reduzieren und uns wieder zu erden. Die Konzentration auf den Atem gehört zu den wirksamsten Möglichkeiten, um Bewusstsein für den gegenwärtigen Moment zu schaffen und uns von den momentanen Verstrickungen zu distanzieren.

## Es ist das Lächeln, das glücklich macht

Erinnern Sie sich an Bertolt Brechts »Vergnügungen« aus dem Optimisten-Kapitel? Ganz am Ende seiner Liste steht: Freundlich sein. Freundlich sein entstresst, man beschenkt damit sich selbst ebenso wie alle anderen, mit denen man in Verbindung kommt. Es schafft eine angenehme Ausgangsbasis für jeden Kontakt – auch mit sich selbst – und macht den Kopf wieder frei für neue Lösungen. Freundlichsein schafft nicht nur Freiraum und angenehme Kontakte, es ist auch gesünder als Groll, Zorn oder gar Hass.

Besonders bezaubernd beschreibt Eric-Emmanuel Schmitt die Kraft des Lächelns in seinem Büchlein *Monsieur Ibrahim und die Blumen des Koran.*[20] Die Hauptperson ist Momo, ein zwölfjähriger Junge, der viele Gründe zum Traurigsein hat. Er wächst bei seinem Vater auf, einem harten und lieblosen Mann, der an der Welt verzweifelt und sich schließlich umbringt. Seine Mutter hatte Momo schon verlassen, als er noch ganz klein war. Zum Glück wohnt in seiner Straße Monsieur Ibrahim – ein Kolonialwarenhändler. Er beginnt sich um den Jungen zu kümmern und wird zu Momos einziger Stütze in einer ansonsten kalten, abweisenden Welt, in der niemand lächelt – auch Momo nicht. Es ist Momos besonderes Glück, dass Monsieur Ibrahim nicht nur liebevoll und fürsorglich, sondern auch weise ist. Monsieur Ibrahim ist es auch, der Momo rät, einmal auszuprobieren, was sein Lächeln auslöst. Und Momo folgt seinem Rat: »Am nächsten Tag benehme ich mich wie ein Blöder, als ob mich in der Nacht was gestochen hätte: Alle und jeden lächle ich an.«[21] An diesem Tag macht Momo ganz neue Erfahrungen. Er wird nicht mehr ausgeschimpft, man ist freundlich zu ihm, man verzeiht ihm. »Ich bin wie im Rausch. Keiner kann mir widerstehen. Monsieur Ibrahim hat mir die wirksamste aller Waffen gegeben. Ich befeuere die ganze Welt mit meinem Lächeln. Ich werde nicht mehr behandelt wie Ungeziefer.«[22]

Lächeln und Lachen sind eine wunderbare Medizin. Das weiß der Volksmund seit jeher, und das wissen inzwischen auch Medizin und Psychologie: Je häufiger jemand *wirklich* lächelt – also seine Mundwinkel hochzieht *und* sich Lachfältchen um die Augen bilden –, umso bessere Laune bekommt dieser Mensch.[23]

Für eine gute Atmosphäre zum Beispiel am Arbeitsplatz und in der Familie ist das Lachen unschlagbar: Ärger und Peinlichkeiten verfliegen, es ergibt sich eine gewisse Distanz zu dem Anlass der Verstimmung, der Blickwinkel weitet sich, und die entspannte Stimmung unterstützt unsere innere Stärke.

Humor ist geradezu eine Waffe im Umgang mit Spannung, Peinlichkeit, Überraschungen, Ärgernissen und den vielen Problemen, die wir im Alltag lösen müssen. Vielleicht könnten Sie sich und andere häufiger damit »befeuern«?

Sich zu verändern und in einer Krisensituation neue Lösungen zu finden ist nicht einfach. Wenn man anfängt, kann man nicht sicher sein, wohin es führen, ob sich alles so entwickelt wird, wie man es sich vorstellt. Man bewegt sich in einem Niemandsland, einem Zwischenzustand, den die Tibeter *Bardo* nennen: Das Alte ist noch nicht abgestreift, das Neue noch nicht sichtbar. Eine solche Unsicherheit ist meist schwer zu ertragen, darum ist es so wichtig, sich in Krisenzeiten möglichst schnell Klarheit über seine Ziele zu verschaffen. Die Überwindung von Krisen und die Stärkung Ihrer Resilienz sind langfristige Projekte. Es gibt keine Wundermittel und keine Tricks, aber es gibt die Sieben Säulen, die Ihnen bei der Orientierung helfen, und es gibt die Politik der kleinen Schritte.

Mit jedem Schritt, den Sie bewusst und entschlossen gehen, wachsen Ihr Selbstvertrauen, Ihre Gelassenheit, Ihr Mut und Ihre Weisheit.
Wenn Sie nach Lösungen suchen, aber immer wieder unsicher werden, ist dieses kleine Gebet der Anonymen Alkoholiker vielleicht eine gute Begleitung. Damit es Ihnen hilft, müssen Sie weder Alkoholiker noch gläubig sein, es ist eine Unterstützung, ganz gleich wer Sie sind und woran Sie glauben:

> **Lieber Gott, gib mir die Gelassenheit**
> **hinzunehmen, was ich nicht ändern kann.**
> **Die Kraft zu ändern, was ich ändern kann.**
> **Und die Weisheit, das eine vom anderen zu**
> **unterscheiden.**

# Fragebogenauswertung für die 3. Säule: Lösungsorientierung

Tragen Sie Ihre Antworten (also jeweils Zahlen zwischen 1 und 7) auf dem entsprechenden Platz auf der linken Spalte ein und zählen Sie alles zur Summe zusammen.
*Das ergibt Ihre positive Summe.*
Tragen Sie dann Ihre Antworten (also jeweils Zahlen zwischen 1 und 7) auf dem entsprechenden Platz in der rechten Spalte ein und zählen Sie auch hier die Summe zusammen.
*Das ergibt Ihre negative Summe.*

| | | | |
|---|---|---|---|
| Nr. 1 | ______ | Nr. 8 | ______ |
| Nr. 15 | ______ | Nr. 22 | ______ |
| Nr. 29 | ______ | Nr. 36 | ______ |
| Nr. 43 | ______ | Nr. 50 | ______ |
| Nr. 57 | ______ | Nr. 64 | ______ |
| Pos. Summe | ______ | Neg. Summe | ______ |

Addieren Sie die Zahl 40 zu Ihrer positiven Summe.
Ziehen Sie die negative Summe davon ab.
Das Ergebnis ist Ihr Punktwert für **Lösungsorientierung.**

**Punktwert über 56:**
Glückwunsch! Sie liegen in den oberen 25 Prozent!

**Punktwert zwischen 51 und 56:**
Damit liegen Sie immer noch in der oberen Hälfte, und zwar im zweitoberen Viertel. Sehr erfreulich!

**Punktwert zwischen 45 und 50:**
Kein Grund zur Besorgnis. Sie liegen zwar in der unteren Hälfte, aber noch nicht im untersten Viertel. Trotzdem sollten Sie versuchen, mehr lösungsorientiertes Handeln in Ihr Leben einzubauen.

**Punktwert unter 45:**
Sie sollten das Kapitel über Lösungsorientierung vielleicht ein zweites Mal lesen. Es beschreibt drei zentrale Komponenten: Optimismus, klare Zielvorstellungen und die sinnvolle Bewältigung von Stress. Nehmen Sie sich zu viel vor? Versuchen Sie doch ausnahmsweise einmal, sich treiben zu lassen. *Laisser faire, dolce far niente* und *mañana* bezeichnen eine Geisteshaltung, die wir Deutschen gern den Völkern des Mittelmeers zuschreiben, die uns aber auch manchmal gut tun würde. Destruktiv ist sie nur, wenn sie allgegenwärtig ist. Sie ist hingegen gerade dann außerordentlich klug, wenn der Alltag über uns zusammenzubrechen droht.
Fahren Sie nach Arbeitsschluss immer auf dem kürzesten Weg nach Hause? Machen Sie das doch einmal anders! Fahren Sie einen Umweg, der an einer schönen Aussicht vorbeiführt, oder gönnen Sie sich auf einem Parkplatz eine Pause – einfach nur so. Sollten Sie öffentliche Verkehrsmittel benutzten: Lassen Sie mal den üblichen Bus sausen, gehen Sie in ein Café und trinken Sie in Ruhe einen Cappuccino. Besonders wenn Sie zu Hause Kinder

oder ein turbulentes Familienleben erwarten, kann eine solche »Dekompressionszeit« für Ihre Gelassenheit Wunder wirken. Sie macht Ihren Kopf freier für neue Lösungen und sinnvolle Ziele. Und Sie werden weitere Freiräume in Ihrem Leben entdecken, die nicht voll gestopft sind mit Pflichten, Ansprüchen, Aufgaben, um die Sie sich kümmern müssen. Manchmal können schon ganz winzige Dinge helfen, Ihnen ein Gefühl von Selbstbestimmtheit zurückzugeben – oder zumindest eine Ahnung davon. Es ist nicht so wichtig, ob Sie jemals ankommen, ob Sie Ihr Ziel erreichen. Entscheidend ist, dass Sie auf Ihrem Weg sind und bleiben. Das ist Zielorientiertheit. Das stabilisiert Sie, wenn rundum die Erde bebt.

# 4. Säule: Die Opferrolle verlassen Stehaufmännchen und -weibchen

Was die Menschen bewegt, sind nicht die Dinge selbst, sondern die Ansichten, die sie von ihnen haben.
*Epiktet, 1. Jhdt. n. Chr.*

## Das prototypische Stehaufweib

Stehaufmännchen sind das Symbol für Resilienz. Vielleicht besitzt Elizabeth Taylor eins als Talisman, denn sie ist eine Frau mit bemerkenswerten Stehauf-Qualitäten.

Wenige andere Hollywood-Stars haben mit ihren Lebenskrisen so viele Schlagzeilen gemacht wie sie: Acht Ehen mit sieben Männern, Affären, Schlägereien, Gewichtsprobleme, Alkoholexzesse, Entziehungskuren. Noch länger ist die Liste ihrer Krankheiten, angefangen bei einem Reitunfall im Alter von dreizehn, der ihr lebenslang Rückenschmerzen beschert, über mehrere Lungenentzündungen bis hin zu einer Unzahl von Operationen, darunter drei Kaiserschnitte. Es gab zwei spektakuläre Selbstmordversuche, die in ihre stürmische Zeit mit Richard Burton fallen, sowie mehrere Aufenthalte in der berühmten Bet-

ty-Ford-Klinik zur Behandlung ihrer Alkohol- und Tablettenabhängigkeit.
1997 sagte sie in einem Interview: »Ich habe kein friedliches Leben gehabt. Ich habe gefährlich gelebt. Manchmal rasten Katastrophen auf mich zu wie D-Züge. Es gab Zeiten, in denen ich mich fast zu Tode trank. Ich war manchmal gefährlich nahe daran, mich umzubringen. Nicht indem ich absichtlich Pillen schluckte oder so. Einfach indem ich so lebte, wie ich lebte. Ich wäre mehrmals um ein Haar gestorben. Vor dreißig Jahren in London, als ich eine schreckliche Lungenentzündung hatte, wurde ich sogar für tot erklärt. Doch irgendein Instinkt, irgendeine innere Kraft hat mich jedes Mal gerettet, mich weggezogen, als der Zug vorbeiraste.«[1]
Aber die Taylor hat mehr als nur Instinkt und innere Stärke: Sie setzt sich klare Ziele und verharrt nicht lange in der Opferrolle. Sie zieht sich an den eigenen Haaren aus dem Sumpf, indem sie »harte Entscheidungen trifft« – sei es durch eine weitere Scheidung, »Ich war gewöhnlich diejenige, die Schluss sagte, wenn Schluss war«[2], oder durch wiederholte Selbsteinweisungen in eine Drogenklinik.
Als sie 1990 unter einem Sauerstoffzelt lag und alle Welt glaubte, sie habe Aids, widmete ihr die deutsche Journalistin Paula Almqvist eine bemerkenswert ambivalente Hommage[3]:

*»Liz Taylor, die Göttin, der Fettkloß. Die Säuferin, die Senatorengattin, die Großmutter in weißen Spitzen-Hotpants, das Stehaufweibchen. Mal breit, mal dünn und nie so aufdringlich wie ihre Nachfolge-Generation in Holly-*

*wood. [...] Wenn die mal stirbt, haben wir uns gedacht, dann wahrscheinlich vollgefressen und volltrunken auf einem Vollblutpferd mit einem Fellachen vögelnd.«*

Und weiter:

*»Liz Taylor ist krank, war krank und wird krank sein. Was man seit ihrer Jugend an Medikamenten in sie hineinpumpte, das hält irgendwann das stärkste Show-Pferd in seinem Immunsystem nicht mehr aus.«*

Dieses Show-Pferd Liz Taylor hat nie ihren Optimismus verloren, sie rappelt sich immer wieder auf und engagiert sich seit vielen Jahren auch für andere Menschen. Seit dem Tod ihres engen Freundes Rock Hudson gehört sie der *American Foundation for Aids Research* an, fordert mehr Aufklärung und Forschung und sammelt dafür mit ihrer eigenen *Elizabeth Taylor Aids Foundation* Geld. Und obwohl sie inzwischen über siebzig Jahre alt ist, kursieren weiter wilde Gerüchte über ihr Liebesleben. Sie ist ein Stehaufweib wie aus dem Bilderbuch.

> **»Alle glücklichen Familien gleichen einander, alle unglücklichen Familien sind auf ihre eigene Art unglücklich.«**

So beginnt Tolstoi seinen berühmten Roman *Anna Karenina.* Und diese Beobachtung gilt auch für resiliente Menschen. Sie mögen in Hinblick auf Temperament, Begabung, Ehrgeiz, Gesundheit und vieles andere noch so unterschiedlich sein, doch alle benutzen bewusst oder unbewusst die gleichen unterstützenden sieben Säulen der Resilienz.

Neben den glamourösen gibt es auch noch eine ganz andere Spielklasse von Stehaufmännchen, auf die man nicht sofort kommt, die aber trotzdem genauso imposant sind. Denken Sie nur an die *Helden* in den Filmen von Woody Allen oder Charlie Chaplin. Auch sie sind Stehaufmännchen, die ständig auf die Probe gestellt werden. Doch obwohl sie hilflos und nicht unbedingt lebensklug wirken, geben sie nicht auf. Sie richten sich tapfer immer wieder auf.

Oder denken Sie an die Figuren in den Filmen des finnischen Regisseurs Aki Kaurismäki: Menschen in scheinbar aussichtlosen Situationen, die sich immer wieder in den Kampf stürzen, den sie nicht wirklich – und schon gar nicht im großen Rahmen – gewinnen können. Und doch lassen sie nicht locker, weil es um ihren Stolz, um ihre Lebensqualität geht.

Wenn das Stehaufmännchen das Symbol für Resilienz ist, ist sein Gegenteil das am Boden liegende Opfer, das nicht mehr aus eigener Kraft aufstehen kann. Die meisten von uns kennen das: Wir empfinden uns nach Niederlagen oft als Opfer eines ungnädigen Schicksals, als Opfer anderer Menschen, als Opfer widriger Umstände. Manchmal ist man auch das Opfer der eigenen Schwächen: Das können ebenso Unbeherrschtheit, Wut und Eitelkeit sein wie Gier, Eifersucht und Feigheit – die Liste ließe sich beliebig ergänzen.

Wer sich als Opfer empfindet, fühlt sich hilflos und ausgeliefert, erniedrigt und beschämt. Ratlosigkeit, Selbstanklagen oder Beschuldigungen jagen durcheinander,

widersprüchlichste Gefühle quälen uns. Das Gefühl von Ohnmacht wirkt wie ein lähmendes Gift.
Das Allerwichtigste in einer solchen Situation ist es, den Glauben an die eigene Handlungsfähigkeit wiederzuerlangen. Sobald man das Gefühl hat, wieder selbst am Ruder zu sein, richten sich die Aufmerksamkeit und das Interesse automatisch auf die Zukunft. Optimismus und Akzeptanz helfen, die Zuversicht zu schöpfen, die notwendig ist, um die gegenwärtigen Schwierigkeiten zu bewältigen – und zwar aus eigener Kraft. Der amerikanische Psychologe Albert Bandura nennt diese Gewissheit *Self-Efficacy* oder *Selbstwirksamkeit*. Bandura ist der Überzeugung, dass jeder Mensch über die nötigen Fähigkeiten verfügt, um all das in die Wege leiten und durchführen zu können, was zum Erreichen der gesetzten Ziele erforderlich ist, selbst wenn er sich dessen vielleicht nicht immer bewusst ist.[4]
Das Gefühl von Selbstwirksamkeit lässt uns die eigenen Kräfte spüren und beschert uns ein Gefühl von Weite, in dem sich Beklemmungen und Ohnmachtgefühle auflösen können. Geht dieses Gefühl verloren, ist es wichtig, sich allein, mit Freunden oder mithilfe eines Therapeuten Klarheit darüber zu verschaffen, woran es uns fehlt, denn Selbstwirksamkeit stärkt unsere Resilienz und hilft uns in Krisen, wieder neu anzufangen. Ohne das Gefühl, dass wir unser Schicksal in die Hand nehmen können und dass wir die entscheidende, die bestimmende Kraft in unserem Leben sind, bleiben wir in der Opferrolle. Dagegen führt uns das Gefühl von Selbstwirksamkeit auf den Weg zu innerer Stärke und seelischer Widerstandsfähigkeit.

»Nie aufgeben!« ist die Devise des Talkmasters Harald Schmidt. »Dann laden sich die Batterien von selbst wieder auf. Wenn man mir die Tür vor der Nase zuschlug, bin ich zum Fenster wieder reingekrochen – oder unter der Fußmatte durch.«

## Der Preis der Freiheit

Wir sind erst frei, wenn wir unsere Vergangenheit annehmen und uns mit ihr versöhnen. Dazu gehört die Akzeptanz, dass sich auf dieser Welt nichts, was geschehen ist, ungeschehen machen lässt. Das verletzende Wort ist gesagt, die Tasse zerbrochen, das furchtbare Unglück geschehen. Um diese Akzeptanz geht es, wenn von Loslassen die Rede ist – wer loslässt, kann auch vergessen. Er nimmt dem Geschehen die emotionale Macht, die es über ihn hat. Wer seinen Schmerz und seine Wut weiter mit sich herumträgt, wer sie nicht hinter sich lässt, bleibt deren Sklave und kann nicht frei handeln. Die ewigen Rächer des Hollywood-Films – Männer wie Charles Bronson und Arnold Schwarzenegger – haben zwar ein Elefantengedächtnis für erlittene Schmach, strahlen aber wenig Lebenszugewandtheit aus. Was ist dadurch gewonnen? Werden Sie Ihrem Feind mit Ihrer unverbrüchlichen Feindschaft schaden? Das gelingt in den seltensten Fällen, und die wirklich wirksamen Rachefeldzüge sind meist pures Hollywood: Sie werden Ihre Widersacher vermutlich nicht mit der Knarre ummähen, und die Film-

Ehefrauen, die es ihren untreuen Gatten mit wunderbar gewitzten Rachefeldzügen heimzahlen, verkümmern im wahren Leben leider nur allzu oft zu keifenden oder selbstmitleidig quengelnden Nervenbündeln.

### Einschnappen

Zur Stärkung der Resilienz gehört eine Erfahrung, die auf verblüffend einfache Weise das Loslassen erleichtern kann: Machen Sie sich klar, dass niemand, wirklich niemand Sie beleidigen kann, es sei denn, Sie lassen es zu. Genauer: Es sei denn, Sie geben ihm (das) Recht.

Benutzen Sie zur Überprüfung folgendes Gedankenexperiment: Wenn jemand Sie als egoistisches Monstrum bezeichnen würde, wären Sie dann beleidigt? Wahrscheinlich schon, denn das lässt man sich nicht gern sagen. Gegenprobe: Wenn jemand behauptet, dass Ihre grünen Haare geradezu ekelhaft aussehen – wie wäre das? Wahrscheinlich würde Sie das kalt lassen. Wieso? Höchstwahrscheinlich sind Sie im ersten Fall nicht hundertprozentig sicher, ob der andere nicht doch Recht hat. Doch da Sie keine grünen Haare haben, kann niemand Sie damit beleidigen. Stimmt's?

Nehmen Sie sich einen Moment Zeit und denken Sie an eine Situation, in der Sie sich beleidigt gefühlt haben. Oder denken Sie an ein Thema, bei dem Sie zum Eingeschnapptsein neigen, an einen wiederkehrenden wunden Punkt sozusagen. Überlegen Sie selbstkritisch: Wie ist Ihre eigene Meinung von sich selbst in

dieser Angelegenheit? Warum erreicht Sie hier Kritik so stark?
Machen Sie sich klar, dass Sie selbst der einzig relevante Richter sind und dass es vor allem Ihre eigenen Maßstäbe sind, die zählen.

## Zur Sache, Schätzchen

Wer sich zum Opfer macht und mit dem Jammern nicht aufhört, bedenkt oft nicht, dass man als Opfer nicht zwingend Beifall oder Mitleid erntet. So wurde die Schauspielerin Uschi Glas in ihrer Inszenierung als betrogene Ehefrau nach einiger Zeit von fast niemandem mehr bemitleidet. Unter der Überschrift *Es reicht, Schätzchen!* beschrieb Jesko Prieß in der Zeitschrift *Cosmopolitan*, wie sehr es ihn – nach anfänglichem Mitgefühl für eine nach einundzwanzig Ehejahren verlassene Frau – schließlich nervte, dass »Uschi Glas aus der Rolle der betrogenen Ehefrau eine Lebensaufgabe [macht] und [...] uns mit allen Einzelheiten des unerwarteten Untergangs ihrer ehemals heilen Kleinfamilie [belästigt]. Auch in anderen Dingen benimmt sich die kleine Braune mit den großen Augen, in denen sich das ganze Elend aller Trödelmärkte dieser Welt spiegelt, so, als sei sie nicht daran interessiert, ihr Sozialverhalten zu stabilisieren.«[5]
Irgendwann wird echter Kummer zu seiner eigenen Parodie. Andere werden ungeduldig, wenn nichts weiter passiert als die Wiederholung des ewig Gleichen und nicht zu erkennen ist, dass sich der oder die Betroffene – wie Prieß das so treffend formuliert – bemüht, »sein

Sozialverhalten zu stabilisieren«, wieder auf den Teppich kommt und sein Leben in Ordnung bringt. Wenn selbst Freunde anfangen, ungeduldig zu werden, ist es höchste Zeit, die Opferrolle zu verlassen.

Solange wir immer wieder in der alten Wunde stochern und daran denken, was uns zugestoßen ist, wie schlecht wir behandelt wurden, wie ungerecht, wie herzlos – so lange werden wir die Vergangenheit nicht los. Die weitaus klügste Strategie ist Vergeben – sich und anderen. Das ist keineswegs ein selbstloses, großmütiges Geschenk an Ihren Gegner. Es ist ein Geschenk, das Sie sich selbst machen und für das Sie mit Lebensfreude und neuen Horizonten belohnt werden. Eine buddhistische Lehrerin hat all diese Gedanken in einem klugen Satz zusammengefasst: »Vergebung ist der Preis, den wir für unsere Freiheit zahlen.«[6]

## Nelson Mandela: »Nur ein Mensch ohne Hass ist frei.«

Der südafrikanische Freiheitskämpfer Nelson Mandela hat insgesamt siebenundzwanzig lange Jahre im Gefängnis verbracht und in all diesen Jahren niemals aufgehört, gegen das Apartheid-Regime zu kämpfen. Er blieb – im Rahmen des Möglichen – immer tätig. Offenbar hatte er keine Sekunde lang die Absicht, sich als Opfer zu stilisieren. Nur so ist es erklärbar, dass er bei seiner Entlassung weder verzweifelt noch verbittert war, sondern Optimismus und Lebensfreude ausstrahlte.

Mandelas Leben ist durch bewusste Entscheidungen

geprägt: So entschloss er sich, im Gefängnis sein Jura-Studium an der Fern-Universität London abzuschließen. Etwa zur gleichen Zeit wurde er wegen Sabotage angeklagt, ein Verbrechen, auf das in Südafrika die Todesstrafe steht. Seine Wächter rieten ihm vom Studium ab, sie erklärten ihm, »dass ich dort, wohin ich ginge, keinen akademischen Grad benötigte«.[7] Mandela ließ sich nicht beirren. Er machte seinen Abschluss – und er wurde nicht zum Tode verurteilt.

Auf die Frage, was ihn so stark gemacht habe, sagte er: »Im Menschen ist eine Neigung zur Güte, die vergraben oder verborgen sein kann, um dann wieder hervorzutreten [...] So habe ich es einfach nicht zugelassen, dass der Hass mein Denken bestimmt. *Nur ein Mensch ohne Hass ist frei.*«[8]

Dieser Weisheit folgt auch die bemerkenswerte Aufarbeitung der Verbrechen der Apartheid, deren Leitmotiv lautet: *Vergessen nein. Vergeben ja.* Den geständigen Tätern aus der Apartheid-Zeit wird vergeben, damit sich die südafrikanische Gesellschaft nicht in den Kämpfen der Vergangenheit zerreißt, sondern sich vereint den Herausforderungen von Gegenwart und Zukunft stellen kann. Hier wird die Einsicht umgesetzt: »Vergebung ist der Preis, den wir für unsere Freiheit zahlen«, und die genauso gut heißen kann: »Nur ein Mensch ohne Hass ist frei.«

## Eine neue Unschuld des Auges

Der Journalist und Romanschriftsteller Arthur Koestler schreibt in seinem Buch *Der göttliche Funke*: »Die Geschichte der Wissenschaften und Künste ist eine Folge immer wiederkehrender Krisen und schmerzhafter Herausforderungen, die eine zeitweilige Desintegration der traditionellen Formen von Denken und Wahrnehmung [...] und eine neue Unschuld des Auges nach sich ziehen.«[9]
Der Satz wäre ebenso wahr, wenn man ›Die Geschichte der Wissenschaften und Künste‹ durch ›Das Leben‹ ersetzen würde. Interessant aber ist Koestlers Schluss: Krisen und der Verlust des Vertrauten ziehen ›eine neue Unschuld des Auges nach sich‹. Was Koestler damit sagen will, ist wohl, dass man in oder nach einer Krise die Welt plötzlich mit neuen Augen sieht, dass alte Sichtweisen ihre Gültigkeit verlieren und dass dieser neue Blick die Möglichkeit der Befreiung in sich trägt. Dieser Blick ist unschuldig, weil er noch nicht mit unserer Interpretation überfrachtet ist, sondern noch frisch und unverbraucht. Dazu passt, dass das chinesische Schriftzeichen für Krise aus den beiden Zeichen »Gefahr« und »Chance« besteht. Dazu passt auch Hesses schon zitiertes Gedicht *Stufen*, in dem von dem Zauber des Neuanfangs die Rede ist.
In Krisen steckt viel Lernpotenzial. Sobald das auslösende Ereignis vorüber ist und sich der erste Schock und die Verwirrung legen konnten, gehen uns langsam die Augen für unseren Anteil an der Misere auf. Damit eröffnet sich eine große Chance: Wir betrachten uns selbst, unsere Wünsche, Hoffnungen und Ängste aufmerksam mit dieser »neuen Unschuld des Auges«. Auch aus diesem Grund

ist es fatal, in der Opferrolle zu verharren – solange Sie am Boden liegen, sehen Sie alles nur von unten. Sie sind klein, Ihre Gegner ragen riesig auf. Solange Sie nicht aufstehen, werden Sie keinen neuen Blickwinkel auf Ihre Situation und Ihr Leben bekommen können. Den brauchen Sie aber, um sich neu orientieren zu können. Sonst berauben Sie sich der Möglichkeit, den Gründen Ihres Scheiterns auf die Schliche zu kommen, denn Schuld waren ja nicht nur die anderen.

## Bloß nicht erwachsen werden

Die Opferrolle bietet eine Zeit lang einen Schutzraum, in dem man seine Wunden lecken und sich ausruhen kann. Mitunter bremst sie auch die Beißlust der Umwelt. Wer tritt schon jemanden, der bereits am Boden liegt? Doch wer sich auf Dauer als Opfer definiert, gibt seine Selbstbestimmung auf und schadet seiner Resilienz. Der Status des Opfers entmündigt. Daher sollte man es sich in diesem Schutzraum nicht allzu gemütlich machen, denn das Leben findet woanders statt.
In einem Artikel des Magazins *Stern Biographie* wird die Schauspielerin Winona Ryder als Ikone der Generation X bezeichnet, die sich mittlerweile selbst überlebt habe. Ryder spiele immer noch das Mädchen, obwohl sie mit über dreißig schon lange kein Mädchen mehr ist.
Als Winona Ryder 2001 im Edel-Kaufhaus *Saks* in Beverly Hills beim Diebstahl erwischt wurde, steckten in ihrer Tasche nicht nur zwanzig unbezahlte Artikel im Wert von 5560 Dollar, sondern auch Unmengen von Schmerz-

und Schlafmitteln, die sie sich unter sechs verschiedenen Namen bei zwanzig verschiedenen Ärzten besorgt hatte. Während der Verhandlung stellte sich heraus, dass sie vor ihrer Verhaftung schon in drei Boutiquen gestohlen hatte, ohne dass es dort zur Anzeige gekommen war.

In Ryders Leben war zu diesem Zeitpunkt offenbar bereits einiges schief gelaufen, trotzdem spielte sie eindeutig weiter das Opfer: »Auch zur Urteilsverkündung trägt sie, wie fast immer, Schwarz. Ich bin ein züchtiges Mädchen, soll das heißen, ich bin ein Opfer – Winona Ryder spielt die Hauptrolle in einem Film, der ›Die Angeklagte‹ heißen könnte [...] ein unfassbar schönes Mädchen mit dunkelbraunen Haaren, schmächtig und zart [...] Das Mädchen sieht sich irritiert und ungläubig an, was um es herum passiert. Gut möglich, dass das Mädchen nicht versteht. Einfach nicht versteht.«[10]

Vielleicht vermag Ryder wirklich keine Verantwortung für ihr Handeln zu übernehmen. Vielleicht wurde sie zu schnell zu berühmt, vielleicht hat sie den Verlust ihres langjährigen Gefährten Johnny Depp nicht verwunden. Lebenskrisen haben meist viele Gründe – und schaffen jede Menge Ausreden. Aber was immer Ryder fehlen mag: Gesund wird sie nur, wenn das lebensängstliche Mädchen Winona es wagt, zur erwachsenen Ms Ryder zu werden.

## »About a Boy«

Der britische Schauspieler Hugh Grant versteht es perfekt, sich als etwas schusseliges Opfer zu inszenieren, als ewigen Jungen, als ewiges Kind. Von allen Widrigkeiten un-

angefochten bewegt er sich so zwanglos in seiner Rolle als bezaubernder Nichtsnutz, dass man ihn süß findet, aber im Grunde nicht ernst nimmt. Er ist eben ein unschuldiges Kind – selbst dann noch, nachdem man ihn beim Oralverkehr mit einer Prostituierten im Auto erwischte.
Natürlich fragt man sich, inwieweit er mit dieser Opferrolle kokettiert, wenn er bei einem Interview der Zeitschrift *GQ* von sich behauptet: »Ich finde das nette Image todlangweilig, schaffe es aber nicht, da rauszukommen.« Und auf die nahe liegende Frage: »Warum spielen Sie dann weiter diese Rollen?« antwortete er: »Natürlich könnte ich einfach aufhören und endlich meinen Roman schreiben. Aber irgendwie werde ich doch immer wieder überredet. Was bleibt, ist die Angst, lächerlich zu wirken.«[11]
Die Angst, *lächerlich* zu wirken? Warum lässt er sich dann überreden? Wer verfügt womit über eine so unwiderstehliche Verführungskraft, einen mehrfachen Millionär immer wieder dazu zu bringen, sich zum Klischee seiner Selbst zu machen? Man wird den Verdacht nicht los, dass hinter diesem mit seiner Überforderung kokettierenden Klein-Hugh noch kein Mr Grant steht, der einen Roman schreiben könnte.

## Mut verleiht Flügel

Es gehört Mut dazu, den Schutzraum der Opferrolle endgültig zu verlassen. Besonders viel Mut erfordert es, sich seinen Ängsten zu stellen: Angst vor Kontrollverlust, vor

Entscheidungen, vor Ablehnung, vor Versagen. Manche Menschen haben sogar Angst vor Erfolg. Doch wer seine eigenen Ängste benennen kann, hat die erste schwere Aufgabe schon gelöst. Denn oft weiß man ja gar nicht genau, wovor man Angst hat – ja, dass man überhaupt Angst hat! Und oft ist das, was uns Angst macht, so diffus, dass es gar nicht so leicht zu erkennen ist.
Die Amerikanerin Pema Chödrön, eine buddhistische Nonne, erzählt aus ihrer Kindheit folgende Geschichte: Ihre beste Freundin hatte immer wieder einen bestimmten Albtraum, in dem schreckliche Ungeheuer sie durch ein riesiges, finsteres Gebäude hetzten. Sie konnte zwar immer noch rechtzeitig eine schützende Tür hinter sich schließen, doch kaum war diese zugeschlagen, tobten und trampelten die Ungeheuer dagegen, bis sie zerbrach. In diesem Moment wachte die Freundin immer auf und schrie um Hilfe.
Eines Tages sprachen Pema und ihre Freundin wieder über diese Träume, als Pema fragte, wie die Ungeheuer denn aussähen. Das wusste ihre Freundin nicht, aber ihre Neugier war geweckt. Als sie das nächste Mal träumte, war sie schon im Begriff, wieder wegzulaufen, als ihr Pemas Frage einfiel. Obwohl sie ihren ganzen Mut zusammennehmen musste und ihr Herz zum Zerspringen schlug, wagte sie es trotzdem – sie drehte sich um: »Augenblicklich blieben die Monster stehen und sprangen auf und nieder, aber keines kam näher. Insgesamt waren es fünf, jedes sah ein bisschen wie ein Tier aus ... Als sie nun genauer hinschaute, wirkten sie schon gar nicht mehr wie Monster, sondern glichen eher zweidimensionalen Zeichnungen aus einem Comic. Schließlich lösten

sie sich langsam auf. Meine Freundin wachte auf, und das war das Ende ihrer Albträume.«[12]
So klar und so endgültig lösen sich schwierige Situationen nur selten. Aber wenn Sie sich trauen, Ihrer Angst ins Auge zu sehen, werden Sie vermutlich die Erfahrung machen, dass vieles nicht einmal halb so schlimm ist wie in Ihrer Fantasie. Egal was passiert: Wenn Sie hingesehen haben, wissen Sie endlich, wie Ihre Monster aussehen. Und wenn Sie erst mal so mutig waren, haben Sie sich schon ein Stückchen aus der Opferrolle befreit – Sie haben Tapferkeit bewiesen und gehandelt.

Manchmal würde man gern einem anderen Menschen beistehen, aber letzten Endes spricht dann doch zu viel dagegen: Man hat Angst, selbst verletzt zu werden, Angst vor Scherereien oder Rache. Sehr verständlich. Niemand erwartet, dass Sie selbstzerstörerisch den Helden oder die Heldin spielen. Aber es gibt immer etwas, was Sie tun können, wenn Sie ein Unrecht sehen. Sagen Sie im sachlichen Ton, was Sie stört. Lassen Sie sich nicht provozieren! Wer seine Meinung klar vertritt, Position bezieht und sich auch einmal für Kollegen einsetzt, wird seine Stärke spüren und vielleicht sogar danach selbst weniger angegriffen. Nach der Victimologie – den Forschungen darüber, wer zum Opfer wird – werden tatkräftige, selbstbewusste Menschen deutlich seltener zum Opfer als furchtsame. So wird Resilienz belohnt.
Man kann einiges tun, um seine Ängste zu mildern. Wenn man das Gefühl hat, dass man es nicht allein schafft, könnte eine Psychotherapie der richtige Weg sein. Man kann aber auch versuchen, kleinere Ängste ein wenig zu

überlisten. Ängste vor konkreten künftigen Ereignissen lassen sich beispielsweise oft durch eine solide Strukturierung und gute Vorbereitung verscheuchen. Wichtig sind auch realistische Erwartungen an die eigenen Fähigkeiten sowie daran, was jetzt und hier tatsächlich erreichbar ist: Eine zu hoch gelegte Latte wird man vielleicht reißen, das führt zu unnötigen neuen Enttäuschungen. So programmiert man sich selbst seine Sackgassen. Versuchen Sie es mit Ihnen angemessenen Schritten. Oft kommt es ja nur darauf an, eine Situation durchzustehen und erst einmal – wie in der Geschichte vom Albtraum – einen Blick auf die Gespenster zu werfen. Manchmal ist schon das Dranbleiben, das Nicht-Weglaufen, das Aushalten ein Erfolg. Dann sind wir wieder motiviert weiterzumachen, wir fühlen uns beschwingt und bleiben aktiv. Das ist der gerade Weg, um sich aus der Opferrolle zu befreien und seine innere Stärke zurückzugewinnen.

### Beruhigungsatem

Wenn Sie sich unter Druck fühlen oder etwas fürchten, tut eine kleine Auszeit gut, die Sie für die Beruhigung Ihres Atems nutzen sollten. Der *Beruhigungsatem* verschafft Ihnen durch die Verlagerung der Konzentration vom Problem auf den Atem nicht nur eine momentane Ablenkung, sondern auch eine gewisse Distanz zum Auslöser Ihrer schlechten Gefühle. Danach sieht die Welt schon anders aus.

Setzen Sie sich bequem, aber aufrecht auf einen Stuhl oder legen Sie sich ausgestreckt hin.

Schließen Sie die Augen. Beobachten Sie Ihren Atem

eine Zeit lang, ohne ihn zu beeinflussen. (Das erfordert eine gewisse Übung. Machen Sie es einfach, so gut Sie können.)
Dann fangen Sie an zu zählen:
Eins für das erste Einatmen, dann ausatmen.
Zwei für das zweite Einatmen, dann ausatmen.
Drei für das dritte Einatmen, dann ausatmen.
Machen Sie weiter bis zehn und beginnen Sie dann wieder bei eins.
Wahrscheinlich werden Sie nicht bis zehn kommen, weil Sie vorher abgelenkt werden und an etwas anderes denken. Das macht nichts, das passiert jedem und immer wieder. Fangen Sie einfach wieder bei Eins an. Sehr bald werden Sie spüren, wie sehr Sie diese Atemübung beruhigt.

## Wie wirklich ist die Wirklichkeit?

Sie kennen sicher Vexierbilder, in denen zwei verschiedene Motive stecken, die man aber nicht gleichzeitig sehen kann. Man sieht beispielsweise auf demselben Bild *entweder* eine Vase *oder* zwei einander zugewandte Profile, aber man kann niemals beide Bilder gleichzeitig sehen. Außerdem bedarf es einer bewussten Anstrengung, die als Erstes wahrgenommene Form – zum Beispiel die hellen Umrisse einer Vase auf dunklem Grund – aufzugeben, um das andere Motiv, die zwei dunklen Profile vor hellem Grund, sehen zu können.

Die Realität, in der wir leben, hat etwas von einem solchen Vexierbild, allerdings nicht mit zwei, sondern mit zahllosen Varianten, die man nicht ohne weiteres alle gleichzeitig sehen kann. Grundsätzlich kann man aber sagen: Wer sich als Opfer definiert, sieht nur ein Bild der Wirklichkeit. Dabei ist die Fähigkeit, das, was man selbst erlebt, als »Vexierbild« wahrzunehmen, gerade in schwierigen Situationen eine unschätzbare Hilfe. Nun sind allerdings viele, vielleicht die meisten Menschen der festen Überzeugung, dass es gar keine andere Welt und keine andere Realität gibt als die, die sie für wahr halten. Sie mobilisieren allen Widerstand, um nicht von ihrer einseitigen Weltsicht Abschied nehmen zu müssen. Sehr deutlich werden die unterschiedlichen Sichten der Wirklichkeit zum Beispiel bei der »Wahrheit« verschiedener Zeugenaussagen vor Gericht!

Der Filmklassiker *Rashomon* des japanischen Regisseurs Akira Kurosawa handelt genau davon: Ein Samurai und seine Frau werden von einem Banditen überfallen; ein Holzfäller, ein Priester und ein Knecht beobachten das Geschehen. Der Film schildert das, was sie sehen, jeweils aus ihrer Perspektive – alle haben das Gleiche gesehen, doch jeder erzählt eine andere, nämlich seine eigene Version. Die Realität verliert ihre Glätte, und der Zuschauer begreift, wie relativ und perspektivenabhängig das ist, was er wahrnimmt. Ein Mensch reagiert nicht auf eine objektive Realität, sondern auf seine individuelle Sicht und Interpretation der jeweiligen Situation. Denken Sie an Gérald Métroz, von dem bereits mehrfach die Rede war, der mit zwei Jahren beide Beine verlor und trotzdem ein von Optimismus geprägtes Leben führt.

Oder stellen Sie sich vor, Ihre Schwester wurde letzte Woche von einem Mann namens Gerhard verlassen, den sie mehrere Monate lang für das perfekteste Geschöpf unter der Sonne hielt. Jetzt kann sie den Namen nicht mehr hören. Kaum wird in der Tagesschau Gerhard Schröder erwähnt, bricht sie in Tränen aus. Ihnen persönlich ist der Name Gerhard völlig egal, und Sie verkneifen sich nur mit allergrößter Mühe, Ihre verheulte Schwester daran zu erinnern, dass Sie diesen Wunderknaben schon immer für ein Windei hielten. Was ist hier die Realität? Wie ist der untreue Gerhard wirklich? Und mit welchen Ohren hören wir die Tagesschau?

## Die Umkehrung

Gerade im Umgang mit anderen Menschen können starre Einstellungen das Leben extrem erschweren und das seelische Immunsystem über Gebühr beanspruchen. Von der Amerikanerin Byron Katie, die viele schwere Krisen erlebt und dadurch, wie sie selbst sagt, viel gelernt hat, stammt die Methode der »Umkehrung«, mit der wir unseren blinden Flecken in der Wahrnehmung der Realität auf die Spur kommen können.[13]

Das funktioniert folgendermaßen:

Finden Sie einen Satz, der Ihre Gefühle für einen anderen Menschen beschreibt, und begründen Sie dieses Gefühl.

Also, zum Beispiel:

Ich bin wütend auf *Paul*, weil er mich nicht versteht.

Kehren Sie nun die Aussage um, indem Sie sich selbst an die Stelle des anderen setzen.

Umkehrung:
Ich bin wütend auf *mich*, weil *ich* mich nicht verstehe.

Kann es sein, dass ich mich selbst und die Art, wie ich immer wieder wegen der gleichen Sache wütend auf Paul werde, nicht verstehe? Wenn ich mich selbst nicht verstehe, kann ich dann akzeptieren, dass Paul mich auch nicht versteht, und auf diese Weise vielleicht einen neuen Zugang zu ihm finden?
Und: Wenn ich mich selbst nicht verstehe, wie kann ich dann erwarten, dass Paul mich versteht?

Noch eine weitere Umkehrung:
Ich bin wütend auf *mich*, weil ich *Paul* nicht verstehe.

Bilden Sie so viele Umkehrungen wie Ihnen einfallen. Sie können dazu jeden beliebigen Aussagesatz benutzen.

Noch ein anderes Beispiel:
Paul behandelt mich *lieblos.*
Umkehrung:
Paul behandelt mich *liebevoll.* (*So* gut er kann.)
Umkehrung:
*Ich* behandele *Paul* lieblos. (Stimmt das vielleicht auch?)
Umkehrung:
*Ich* behandle *mich* lieblos. (Wenn ich vorschnell urteile.)

Jede Umkehrung spiegelt eine andere Facette und offenbart Ihnen damit etwas über sich selbst. Weisen Sie keine Umkehrung ungeprüft ab, denn Sie werden immer wieder etwas Neues entdecken. Die Umkehrung bietet die große Chance, verhärtete Strukturen zu erkennen und aufzuweichen. Nehmen Sie sich darum viel Zeit, sie zu durchdenken und ihr nachzuspüren.

So paradox es klingen mag: Vor allem unsere sichersten Annahmen davon, wie die Welt ist, machen uns für Täuschungen anfällig. Angeblich sind Kinder für Zauberer ein schwierigeres Publikum als Erwachsene, weil die Kleinen noch keine klaren Erwartungen haben, während man Erwachsene gerade mit ihren Erwartungen zum Narren halten kann.

## Behalten Sie doch Ihren Hammer!

Auch der berühmte Psychologe Paul Watzlawick vertritt, sehr verkürzt gesagt, die These, dass unser Unglück daraus resultiert, wie wir die Welt interpretieren. Als Beispiel dafür, wie wir uns unsere Welt im Kopf zurechtbasteln, wie wir »aus Nichts ein Drama machen«, erzählt Watzlawick die amüsante und inzwischen sehr berühmte Geschichte vom Hammer.

Ein Mann will ein Bild aufhängen. Da er selbst keinen Hammer hat, beschließt er, den von seinem Nachbarn auszuborgen. Auf dem Weg dorthin geht ihm einiges durch den Kopf.

»Was ist, wenn der Nachbar mir den Hammer nicht leihen will? Gestern schon grüßte er mich nur flüchtig. Vielleicht war er in Eile. Aber vielleicht hat er die Eile auch nur vorgeschützt, und er hat etwas gegen mich. Und was? Ich habe ihm nichts angetan; der bildet sich da etwas ein. Wenn jemand von mir ein Werkzeug borgen wollte, *ich* gäbe es ihm sofort. Und warum er nicht? Wie kann man seinem Mitmenschen einen so einfachen Gefallen abschlagen? Leute wie dieser Kerl vergiften einem das Leben. Und dann bildet er sich noch ein, ich sei auf ihn angewiesen. Bloß weil er einen Hammer hat. Jetzt reicht es mir wirklich.«[14]

In dieser angeheizten Stimmung stürmt der Mann an die Tür des Nachbarn. Der Nachbar öffnet, doch bevor er irgendetwas sagen kann, donnert der Mann ihn schon an: »Behalten Sie Ihren Hammer, Sie Rüpel.«[15]

Kein Wunder, dass das Buch, aus dem diese kleine Geschichte stammt, den Titel *Anleitung zum Unglücklichsein* trägt. Diese Strategie, sich in einer Spirale ebenso unbegründeter wie negativer Gedanken zur Explosion zu bringen, ist geradezu das Gegenteil von Resilienz und ein direkter Weg, um sich selbst zum Opfer zu machen.
Weil diese negative Art des Denkens so verbreitet und so gefährlich ist, bietet es sich an, noch eine weitere Methode vorzustellen, die hilft, die Welt aus verschiedenen Blickwinkeln zu sehen. Einen bewussten Perspektivenwechsel nennt die Psychologie *Reframing*[16]. Frame ist das englische Wort für *Rahmen, Reframing* bedeutet also wörtlich *Neurahmung*. Reframing gleicht der bereits besprochenen

*Umkehrung* darin, dass es auch hier um einen Perspektivenwechsel geht. Doch während es bei der Umkehrung auf das Finden von Gegenpolen ankommt, arbeitet das *Reframing* damit, dasselbe Bild spielerisch in verschiedene Rahmen – also in andere Kontexte – einzupassen. So stellen sich neue Interpretationen und neue Arten der Wahrnehmung ein.

### Reframing

Sie sind auf der Überholspur der Autobahn. Hinter ihnen kommt jemand angerast. Sie fühlen sich bedrängt, werden wütend und beginnen innerlich zu kochen, weil Sie sich von dem Fahrer bedroht und genötigt fühlen.

*Reframe*

Sie sind auf der Überholspur der Autobahn und sehen, dass ein Auto angerast kommt. Sie wissen, dass es sich um einen Arzt auf dem Weg zu einem Schwerkranken handelt.

Ärgern Sie sich dann auch? Oder machen Sie gern Platz und hoffen, dass der Fahrer schnell genug bei seinem Patienten ankommt?

Wie das Ereignis auf der Autobahn bekommt alles, was Sie erleben – je nach Betrachtungsweise –, eine andere Bedeutung, einen anderen Rahmen. Der erste könnte rot sein, um die Wut auszudrücken, während der zweite Blickwinkel, den Wunsch zu helfen symbolisieren könnte. (Vielleicht in einem zarten weißen Rahmen mit kleinen roten Kreuzchen.) Wichtig ist: In

welchen Rahmen Sie eine Situation auch stecken – die Situation bleibt gleich. Doch wenn Sie sich den Rahmen als Ausdruck unterschiedlicher Stimmungen oder Sichtweisen vorstellen, wird Ihr Eindruck von dem Bild immer wieder variieren.
Oder denken Sie zum Beispiel daran, wie der neue Kollege Sie heute angesehen hat. Ein dunkler Rahmen könnte einer deprimierten Stimmung entsprechen. Sie hätte vielleicht zur Folge, dass Sie seinen Blick als abwertend oder misstrauisch einschätzen.
*Reframing durch einen hellen Rahmen*
Sie fühlen sich gut und empfinden dementsprechend den Blick als freundlich, vielleicht sogar wohlwollend und bestätigend.

Das Hin- und Herspringen zwischen verschiedenen Rahmen verschafft Distanz zum Ereignis. Darum ist es hilfreich, die unterschiedlichsten Perspektiven auszuprobieren. Was stellen Sie sich unter Pink vor? Wie würde sich ein Erlebnis mit einem Rahmen aus dicker, dunkler Eiche anfühlen?
Alles, was Ihnen hilft, aus Ihrem gewohnten Denkmuster auszuscheren, hilft Ihnen gleichzeitig, die Opferrolle zu verlassen. Das wiederum stärkt Ihre seelische Widerstandskraft.

Je bewusster Ihnen ist, welche Gedankenspiralen sich gerade in Ihnen aufbauen, desto flexibler werden Sie. Mit dem Reframing können Sie zwischen allen denkbaren Rahmen entscheiden und jeden auf seine Plausibilität abklopfen.

Überdenken Sie noch einmal den wichtigen Grundgedanken von Paul Watzlawick: Im Alltag werden unser Glück und unsere Lebensqualität nicht maßgeblich durch äußere Faktoren bestimmt, sondern durch unsere Sicht der Welt. Selbstverständlich gibt es vieles, was wir nicht kontrollieren können – von Banalitäten wie einem verregneten Sonntagsspaziergang bis zu existentiellen Erfahrungen wie Krankheit und Tod. Doch in sehr, sehr vielen Situationen haben wir es in der Hand, wie wir uns innerlich zu einem Ereignis stellen und wie wir dann konkret handeln wollen.

Ich kann sagen: *Mist, es regnet, wie immer am Sonntag*, oder ich kann es mit Gene Kelly halten: *I'm singing and dancing in the rain.* Ich kann mich mit meinen Gedanken an den blöden Nachbarn immer weiter in Rage bringen, oder ich kann ihn einfach fragen: *Leihen Sie mir bitte Ihren Hammer?*

**Schmerz ist unvermeidlich,
doch Leiden ist eine Entscheidung.**

Das sagt der Dalai Lama. Er weiß, dass Schmerz zwar zum menschlichen Leben dazugehört, dass die Gründe für unser Leid aber in unserem Denken liegen. Genauer: in unserer Interpretation der Realität. Reines Gift kann es zum Beispiel sein, wenn man sich den verrückten Konstrukten in seinem Kopf aussetzt und dabei zunehmend bitterer wird – so wie der Mann mit dem Hammer. Wenn wir unser Leben selbstbestimmt gestalten wollen, gehören dazu die Einsicht in die Relativität unserer Realität und der Entschluss, sich aus negativen Denkstrukturen zu befreien. Dazu müssen wir uns immer besser kennen lernen.

»Damit wir ein exzellentes Leben erreichen können, müssen wir zunächst die Wirklichkeit des Alltäglichen mit all ihren Anforderungen und möglichen Enttäuschungen begreifen. In vielen Mythen der Antike, in Märchen und großen Werken der Literatur musste derjenige, der sich auf die Suche nach dem Glück begab, zunächst eine Reise durch die Unterwelt antreten [...] Dasselbe gilt für die irdische Suche, auf die wir uns begeben wollen.«[17]

Wir wagen eine solche Reise in die Unterwelt, wie es Mihaly Csikszentmihalyi, Mitbegründer der Positiven Psychologie, beschreibt, indem wir die eigene Weltsicht radikal in Frage stellen. Das wird oft dazu führen, dass wir uns von lieb gewordenen Bildern, Ideen und Vorstellungen verabschieden müssen, doch das ist der Weg aus der Opferrolle. Die Einsicht, dass es dabei um den Abschied von Täuschungen geht und der neue Weg in eine größere, buntere und vielfältigere Welt führt, ist nicht nur tröstlich. Eine Vielzahl von Alternativen kann auch Angst machen. Es ist also kein leichter Weg, auf den man sich da begibt, aber es gibt zumindest einen guten Grund, es dennoch zu tun: Weite macht frei. Wer Krisen akzeptiert und gleichzeitig seine Wahlmöglichkeiten erkennt, hat die Opferrolle verlassen. Sobald der erste Schritt getan ist, spürt man seine Selbstwirksamkeit. Das stärkt die Resilienz und macht Lust auf ein selbstbestimmtes Leben. Man hat sich – wie ein Stehaufmännchen – aufgerichtet und nimmt dann elegant die nächsten Hürden.

Aus Kalifornien, der Heimat der Beach Boys, stammt eine Lebensweisheit, die das sehr lässig beschreibt:

> **»Du kannst die Wellen nicht aufhalten,**
> **aber du kannst lernen, auf ihnen zu surfen.«**

# Fragebogenauswertung für die 4. Säule: Die Opferrolle verlassen

Tragen Sie Ihre Antworten (also jeweils Zahlen zwischen 1 und 7) auf dem entsprechenden Platz auf der linken Spalte ein und zählen Sie alles zur Summe zusammen. *Das ergibt Ihre positive Summe.*
Tragen Sie dann Ihre Antworten (also jeweils Zahlen zwischen 1 und 7) auf dem entsprechenden Platz in der rechten Spalte ein und zählen Sie zur Summe zusammen. *Das ergibt Ihre negative Summe.*

| | | | |
|---|---|---|---|
| Nr. 1 | | Nr. 8 | |
| Nr. 15 | | Nr. 22 | |
| Nr. 29 | | Nr. 36 | |
| Nr. 43 | | Nr. 50 | |
| Nr. 57 | | Nr. 64 | |
| Pos. Summe | | Neg. Summe | |

Addieren Sie die Zahl 40 zu Ihrer positiven Summe.
Ziehen Sie die negative Summe davon ab.
Das Ergebnis ist Ihr Punktwert für **Selbstwirksamkeit**.

**Punktwert über 54:**
Glückwunsch! Sie liegen damit in den oberen 25 Prozent!

**Punktwert zwischen 49 und 54:**
Damit liegen Sie immer noch in der oberen Hälfte, und zwar im zweitoberen Viertel. Sehr erfreulich!

**Punktwert zwischen 44 und 48:**
Kein Grund zur Besorgnis. Sie liegen damit zwar in der unteren Hälfte, aber noch nicht im unteren Viertel. Trotzdem sollten Sie Ihre Selbstwirksamkeit unbedingt stärken!

**Punktwert unter 44:**
Sie sollten das Stehaufmännchen-Kapitel vielleicht ein zweites Mal lesen.
Gehören Sie zu den Leuten, die ständig sagen (oder wenigstens denken): »Auf mich hört ja sowieso keiner!«? Das ist lähmend, wenn es gilt, eine Krise auf resiliente Weise zu bewältigen.
Fragen Sie sich ganz ernsthaft: Wollen Sie das wirklich ändern? Diese Frage ist ernst gemeint, denn eine resignative Grundeinstellung hat auch ihre Vorteile: Man braucht sich nicht besonders anzustrengen (»Lohnt sich sowieso nicht«), und man übernimmt keine Verantwortung: Wer nix macht, macht auch nix falsch.
Sollten Sie an dieser Energie- und Mutlosigkeit aber etwas ändern wollen, können zwei Überlegungen hilfreich sein.
Zum einen: Nicht wenige von denen, die ständig sagen »auf mich hört keiner«, üben zum Beispiel in ihren Familien dadurch beträchtliche Macht aus, dass sie ständig im Schmollwinkel sitzen und von dort aus böse Blicke auf das Geschehen werfen – für ein solches Verhalten hat die

Psychologie die schöne Bezeichnung »passiv-aggressiv« geprägt. Sie vermiesen den anderen die Stimmung und prägen stets die Atmosphäre, obwohl oder gerade weil sie nie sagen, was sie wollen. Es kann das eigene Ohnmachtsgefühl spürbar verringern, wenn man ein solches Verhaltensmuster aufgibt und sich deutlich zu Wort meldet.

Zum zweiten: Wann haben Sie Ihre Überzeugung, dass Sie nichts ausrichten können, zuletzt auf die Probe gestellt? Vielleicht haben Sie nur aus einer Folge von Misserfolgen geschlossen, dass Ihnen nichts mehr gelingen wird – das wäre eine unzulässige Verallgemeinerung. In diesem Fall ist es an der Zeit, sich eine Aufgabe vorzunehmen, die die Anstrengung lohnt – bei der man aber auch scheitern kann. Probieren Sie es unbedingt aus. Wäre es nicht traurig, wenn es Ihnen erginge wie dem Mann in Kafkas Geschichte, der sein Leben lang darauf wartet, dass ein bestimmtes Tor für ihn geöffnet wird, und der erst im Sterben erfährt, dass das Tor nur für ihn und schon die ganze Zeit offen gehalten wurde?

Wer nicht wagt, gewinnt ganz sicher nicht!

# 5. Säule: Verantwortung übernehmen
# Was heißt schon schuldig?

Die vierte und die fünfte Säule der Resilienz - die Opferrolle aufgeben und Verantwortung übernehmen - sind eng miteinander verknüpft, denn Opfer sein oder sich als Opfer fühlen, hat verschiedene Konsequenzen für die Übernahme von Verantwortung. Daher geht es in diesem Kapitel vor allem um die folgenden vier Gruppen.

**1. Verantwortung anerkennen und übernehmen**
Zur ersten Gruppe gehören Menschen, die sich eines Vergehens schuldig gemacht haben und sich dazu bekennen. Das ist eine klare Sache, die eindeutige Schritte nach sich zieht, um wieder gutzumachen, was sich wieder gutmachen lässt.

**2. Echte Opfer**
Zur zweiten Gruppe gehören die echten Opfer, die für das, was passiert ist, keinerlei Verantwortung trifft. Ein echtes Opfer ist nur, wer an dem, was ihm (oder ihr) widerfahren ist, nicht mitgewirkt hat. Das Unglück traf ihn oder sie wie der sprichwörtliche Blitz aus heiterem Himmel. Unverdient. *Unverschuldet.* Wer keine Schuld trägt, kann

auch keine Verantwortung übernehmen. Dazu gehört der Fußgänger, der von einem betrunkenen Autofahrer angefahren wird, ebenso wie der Mann, dessen Haus von einer Flutwelle unter Wasser gesetzt wird, oder die Angestellte, die ihre Arbeit verliert, weil der unfähige Geschäftsführer die Firma in die Pleite getrieben hat. Solche Ereignisse stürzen Menschen unverdient und unverschuldet ins Unglück.

Weniger eindeutig, aber für die Stärkung der Resilienz besonders wichtig, sind die folgenden beiden Gruppen, die unter dem Aspekt der Übernahme von Verantwortung die »falsche« Opfer-/Täterrolle einnehmen. Die Übergänge sind fließend, daher kann die Unterscheidung schwierig sein. Ganz sicher aber ist hier jeder Opfer und Täter zugleich:

**3. Sich als Opfer fühlen/Verantwortung ablehnen**

Viele Menschen fühlen sich zwar als Opfer, doch sie sind es nicht. Für die Resilienz ist es darum wichtig, sich selbst und die eigene Situation selbstkritisch zu betrachten. Zur Gruppe der eingebildeten Opfer gehören zum Beispiel jene stark Übergewichtigen, die dadurch von sich reden machen, dass sie Prozesse gegen Fast-Food-Ketten planen, weil diese sie angeblich mit ihrer Werbung dazu verführt hätten, sich ungesund zu ernähren. Hierher gehören auch jene, die sich – plötzlich, wie sie meist zu Unrecht meinen – in einer Sackgasse wiederfinden: der verlassene Ehemann, die gemobbte Kollegin, der einsame Junggeselle. Menschen leugnen oft die eigene Mitwirkung und somit auch Verantwortung für den Weg, an dessen Ende

sie ungewollt ankommen. Es gibt unendlich viele Erklärungen für bestimmte Entwicklungen, doch die sind oft vor allem eines: Ausreden, um das eigene Schicksal nicht selbst in die Hand nehmen zu müssen.
Wer nicht erkennt, dass er den eigenen Lebensweg entscheidend beeinflusst und lenkt, beraubt sich auch der Möglichkeit, aus eigener Kraft seelisch zu gesunden und somit wieder auf die Beine zu kommen.

### 4. Sich selbst zum Opfer machen oder machen lassen/ Verantwortung übernehmen für Dinge, die nicht in der eigenen Verantwortung liegen

In diese letzte Gruppe gehört zum Beispiel der Schauspieler Günther Kaufmann, der mit einem falschen Geständnis seine Frau schützen wollte und dafür unschuldig ins Gefängnis ging. Hierher gehört auch der Mann, der gegen seinen Willen von seiner Frau vor die Tür gesetzt wurde und Schuldgefühle hat, wenn sie sich plötzlich allein fühlt. Ebenso wie der Patient, der falsch operiert wurde und sich dafür entschuldigt, dass er so viele Umstände macht, weil er weiterbehandelt werden muss.
Die Neigung, sich ständig in den Staub zu werfen und bereitwillig alle Schuld der Welt auf sich zu nehmen, ist selbstschädigend. Sie schwächt das seelische Immunsystem und ist schlecht für die Resilienz. Sich klein zu machen wird selten belohnt, es verändert nichts und hält Sie in unangemessenen Umständen gefangen.

## Abstand bringt die Dinge näher

Es ist von entscheidender Bedeutung, sich zunächst einmal über die Situation und die eigene Rolle klar zu werden – das Leben ist selten schwarz-weiß. Wer in eine Krise gerät, ist meist Opfer und Täter zugleich: Ihm wurde Unrecht getan, aber er hat auch seinen Teil dazu beigetragen.
Doch seien Sie nicht zu streng mit sich: Kein Mensch ist für alles, was mit ihm oder ihr geschieht, verantwortlich. Das Leben verläuft nicht nach den Regeln der Fairness, es gibt tatsächlich so etwas wie Schicksal. Trotzdem sollten Sie sich nicht lähmen lassen, denn Ihre Freiheit liegt immer darin zu entscheiden, wie Sie mit einer Situation umgehen – denn das bestimmen Sie ganz allein.

### Distanz schaffen

Treten Sie in einer schwierigen Lage einen Schritt zurück und versuchen Sie, Ihr Leben, Ihre gegenwärtige Situation mit den Augen eines Fremden zu sehen:

*Wenn Sie Ihre beste Freundin wären, was würden Sie sehen?*
*Wenn Sie Ihr größter Feind wären, was würden Sie denken?*

Die Schulung der Selbstbeobachtung und der Aufmerksamkeit für die eigenen Verhaltens- und Denkmuster stärkt die Resilienz. Eine bewusst eingenommene Beobachterperspektive schafft Distanz zum ursprünglichen Geschehen, sie ermöglicht es, die gegenwärtige Lage abzuschätzen und öffnet den Blick für Handlungsalternativen. Erst aus der Distanz zur eigenen Situation klären sich Fragen nach Schuld und Verantwortung.

## Denkfallen

Es gab viele Katastrophen in meinem Leben.
Einige passierten sogar.

*Mark Twain*

Zahllose Untersuchungen haben gezeigt, dass Menschen keinesfalls objektiv wahrnehmen. Unsere Neigung, das, was wir erleben, subjektiv und selektiv wahrzunehmen und dann sofort in bestimmte Schubladen zu pressen, vereinfacht oft unser Leben, weil wir so Informationen automatisch einordnen, ohne darüber nachdenken zu müssen. Unser Unbewusstes wählt aus, was wir speichern und was wir nicht sehen oder rasch vergessen wollen. Auf der anderen Seite macht diese Auswahl unseres Unbewussten uns das Leben oft schwer, weil gerade diese schematischen Einordnungen uns oft täuschen und in Denkfallen locken.
Schon in den Fünfzigerjahren konnte der Sozialpsychologe Leon Festinger nachweisen, dass Menschen Informationen klarer erfassen und besser behalten, wenn sie in ihre Sicht der Welt passen. Um es sich leicht zu machen,

reagiert das Gehirn wie Pawlows Hund – immer gleich –, selbst wenn sich die Bedingungen und Anforderungen verändert haben und ein anderes Verhalten nicht nur angemessen, sondern unbedingt nötig wäre.
Resiliente Menschen leben in einer optimistischen Erwartungshaltung und neigen dementsprechend dazu, ihre Erfahrungen generell optimistisch zu interpretieren. Es leuchtet sofort ein, dass es sich damit besser lebt – schon Voltaire soll gesagt haben, er habe sich entschieden, glücklich zu sein, weil das besser für die Gesundheit sei. Damit hat er eine Erkenntnis der so genannten Kognitiven Psychologie vorweggenommen, nämlich die, dass man sich tatsächlich entscheiden kann, glücklich(er) zu sein. Das Ziel der Kognitiven Therapie ist es, einen Menschen von seiner negativen Grundhaltung zu befreien und ihm zu helfen, über Vergangenheit, Gegenwart und Zukunft anders – am besten optimistisch – zu denken.
Für Aaron T. Beck, den Vater der Kognitiven Psychologie, ist der erste und wichtigste Schritt eines solchen Wandels, unsere Gedanken und unser Tun aufmerksam wahrzunehmen, denn erst was man erkannt hat, kann man *bewusst* verändern. Bewusstes Erkennen von Gefühlen und Gedanken ist geradezu das Herz des kognitiven Ansatzes. Darum legte Beck bei seiner Therapie besonderen Wert darauf, dass seine Klienten im Verlauf der Behandlung fünf Dinge lernten:

1. Sie lernen, automatische negative Gedanken zu *kontrollieren.*
2. Sie lernen, die Zusammenhänge zwischen Denken, Fühlen und Handeln zu *erkennen.*

3. Sie lernen zu *prüfen*, was für oder gegen das automatische Denken spricht.
4. Sie lernen, diese einseitige Wahrnehmung durch ein stärker an der Realität orientiertes Verhalten zu *ersetzen*.
5. Sie lernen, die irrigen Überzeugungen, die eine Wahrnehmung verzerren, zu erkennen und zu *verändern*.[1]

Im Gegensatz zur klassischen Psychoanalyse befasst sich die Kognitive Therapie nicht vor allem mit der Vergangenheit, sondern mit der Gegenwart, dem Hier und Jetzt. Kindheitserinnerungen spielen selten eine Rolle. Wichtig ist, was der Klient *jetzt* fühlt und denkt. Die Vorgehensweise der Kognitiven Psychologie, also die Konzentration auf das, was wir *jetzt* denken und empfinden, ist nicht nur für depressive Menschen ungemein hilfreich und entlastend, sondern für jeden von uns. Darum bewegt sich auch dieses Buch auf Becks Spuren. Martin Seligman, der Begründer der Positiven Psychologie, geht sogar so weit, Aaron Beck zu den »Großen Befreiern« zu zählen.[2]

Im Laufe seiner therapeutischen Arbeit fielen Aaron Beck bei seinen Klienten sechs Denkfallen auf, die immer wieder auftauchten und die sie sich selbst stellten. In schweren psychischen Belastungssituationen braucht man unter Umständen therapeutische Hilfe, für die mittleren und kleinen Widrigkeiten des Alltags aber genügt eine konsequente Selbstbeobachtung, um herauszufinden, in welche dieser sechs Beckschen Denkfallen man selbst häufig tappt.[3]

## Willkürliche Schlussfolgerungen

Willkürliche Schlussfolgerungen sind vermeintliche Erkenntnisse, die durch keinerlei Beweise gestützt sind. Zum Beispiel:
»Er schaut mich nicht an, also habe ich etwas falsch gemacht.« – »Die Klausur ist verhauen, also bin ich ein Versager.« Diese Schlussfolgerungen sind willkürlich, weil sie im ersten Beispiel ohne weitere Anhaltspunkte das Verhalten eines anderen auf eine und nur auf diese eine Weise deuten oder, im zweiten Beispiel, nach dem Motto »Einmal Versager, immer Versager« unzulässig generalisieren. Der Respekt vor unserem Gegenüber gebietet es, sich zunächst Gewissheit über die tatsächliche Meinung des anderen zu verschaffen. Und der Respekt vor sich selbst (und der eigenen seelischen Gesundheit gegenüber) gebietet es, auch einen gravierenden Patzer nicht zu einem pathetischen »so bin ich und so bleibe ich« zu stilisieren.

## Selektive Verallgemeinerung

Selektive Verallgemeinerung kann mit dem Begriff »Tunnelblick« umschrieben werden: Man nähert sich der Welt mit bestimmten Erwartungen und nimmt daher auch nur das wahr, was zu diesen passt. Alles andere wird ignoriert. Hier ein paar typische Tunnelblick-Sätze: »Immer wenn ich an eine Ampel komme, ist sie rot.« – »Alle sind immer so gemein zu mir.« – »Immer muss ich diesen Dreckladen allein aufräumen.«

## Übergeneralisierung

Wer übergeneralisiert, tendiert dazu, einen bestimmten Vorfall zur ewigen Wahrheit zu erklären. Eine Frau versetzt ihrem trotzigen Kind einen Klaps und leidet nun bis in alle Ewigkeit unter dem Selbstbild, eine schlechte Mutter zu sein. Oder: Ein Journalist bietet einer renommierten Zeitschrift ein Thema an. Als es abgelehnt wird, zieht er daraus die Konsequenz, dass er dem Hochglanz-Format nicht gewachsen ist, und arrangiert sich resigniert mit seinem Job bei einer Lokalzeitung. Auch scheinbar harmlose Übergeneralisierungen wie ein seufzendes »Ich mache schreckliche Salatsoßen« gehören hierher.

## Maximierung und Minimierung

Von Maximierung und Minimierung spricht man, wenn jemand eine Situation unangemessen aufbläht oder herunterspielt. Jemand kommt einmal 28 Sekunden in einer Regionalsendung vor, weil man ihn auf der Straße nach seiner Meinung gefragt und er zwei Sätze gesagt hat. Er sagt: »Ich bin im Fernsehen aufgetreten.« Jemand hat mit Auszeichnung den Doktor gemacht. Er sagt: »Heute kann doch jeder Depp promovieren.« Beides – das Maximieren und das Minimieren – lässt vermuten, dass der Betreffende kein realistisches Selbstwertgefühl hat.

## Personalisierung

Diejenigen, die in der Denkfalle der Personalisierung stecken, beziehen unweigerlich alles auf die eigene Person. Bemerkenswerterweise fühlen sich die meisten »Personalisierer« nicht für das Gute verantwortlich, was um sie herum geschieht, sondern nur für das Schlechte. Jemand hat uns ein paar Bücher vorbeigebracht und baut auf dem Nachhauseweg einen Unfall. Selbstverständlich sind wir an dem Unfall schuld, denn wenn wir nicht die Bücher hätten haben wollen, dann wäre das Unglück ja bestimmt nicht passiert.

Ähnlich liegt der Fall bei Menschen, die glauben, alle Welt würde sich ständig darüber Gedanken machen, was sie tun und wie sie aussehen. Ein Beispiel: Eine Bekannte hat sich seit Wochen nicht gemeldet, und als Sie sie anrufen, werden Sie mit dem kurzen Satz abgefertigt, jetzt sei es ungünstig, sie müsse leider sofort weg. Das personalisierte Denken kennt nur eine Erklärung: Sie ist sauer auf *mich*. *Ich* habe etwas falsch gemacht. Kein Gedanke daran, dass Ihre Bekannte ein eigenes Leben hat, in dem vieles ihre Stimmungen prägen und ihre Zeit beanspruchen kann – und dass Sie in dieser aktuellen Situation gar nicht vorkommen!

## Verabsolutiertes, dichotomes Denken

Menschen, die depressiv oder ungewöhnlich stark in negativem Denken verfangen sind, können in ihrer Wahrnehmung der Welt nicht mehr differenzieren. Für sie gibt es keine Abstufungen, sondern nur noch schwarz oder weiß, gut und böse, alles oder nichts. Solche Menschen leben meist so festgefahren in ihrer destruktiven Sicht der Welt, dass sie professionelle Hilfe brauchen, um aus dieser existenziellen Sackgasse herauszufinden.[4]

Diese sechs Denkfallen ähneln sich, und sie haben manche Überschneidungen. Wichtig ist nicht, ob Sie sich »richtig« einordnen, sondern dass Sie sich selbst wiedererkennen und die Fallen vermeiden lernen. Das wird es Ihnen auch erleichtern, Ihre inneren Monologe und Ihre Kommunikation mit anderen neutraler zu beurteilen. So können Sie auch klarer einschätzen, welchen Anteil Sie an der Krise haben, in die Sie hineingeraten sind.
Das Ziel heißt: Sich und das eigene Verhalten beobachten und die Wahrnehmung dafür schulen, welchen Mustern und Denkfallen man immer wieder erliegt. Automatischen Denkmustern zu folgen bedeutet Unfreiheit. Je klarer die Selbstbeobachtung, desto selbstbestimmter können wir leben. Und das ist wunderbar für die Resilienz.

## Woher wissen Sie das?

Beinahe in jedem Selbstbild gibt es Versatzstücke, die ihre Proportion verloren haben. Große Schrankwände sozusagen, wo ein Kommödchen angebrachter wäre. Überlegen Sie einfach mal, welches Negativ-Urteil Sie über sich sofort bestätigen würden:

- *»Ich kann nicht ...«* (Setzen Sie bitte das ein, von dem Sie meinen, dass es auf Sie zutrifft: Tanzen, singen, kochen, Auto fahren, strategisch denken, Reden halten ...)

- Oder: *»Ich bin ein ...«* (Setzen Sie bitte Ihren Begriff ein: Chaot, Feigling, schlechter Liebhaber ...)

Und nun stellen Sie sich selbst die entscheidende Frage, die Kognitive Verhaltenstherapeuten ihren Klienten stellen: Woher weißt du das?

Bestimmt werden Sie jetzt das eine oder andere Beispiel als Beleg heranziehen können, wo ihr Tanzstil, Ihr Gesang, Ihre Koch- oder Fahrkunst zu wünschen übrig ließen, jedenfalls nach dem Geschmack einer anderen Person. Und bei der Ordnungsliebe, der Zivilcourage und den erotischen Qualitäten ist es vielleicht genauso.

Aber: Es ist höchst unwahrscheinlich, dass Sie nicht auch ein paar Beispiele hervorkramen könnten, wo Sie auf der Tanzfläche mindestens Ihren Spaß gehabt oder unter der Dusche geträllert haben, ein erstklassiges Spiegelei zubereiten konnten oder mit dem Auto prima ankamen. Irgendetwas werden Sie sicher auch in Ordnung halten, irgendwo werden Sie Mut bewiesen, irgendjemandem Vergnügen bereitet haben. Oder?

Der Zweck der Übung ist es, die Negativ-Etiketten mindestens um eine Nummer schrumpfen zu lassen. Das Ergebnis könnte zum Beispiel lauten: »Ich werde so schnell kein Tanzturnier gewinnen« (aber eigentlich will ich auch gar nicht) – »Ich kann nur Volkslieder singen« (das reicht für die Dusche) – »Ich habe weniger Standardrezepte auf Lager als meine Nach-

barin« (aber ansonsten schmeckt's, und satt werde ich auch) – »Ich fahre sicherheitshalber langsamer als andere« (spart Sprit!) – »In meiner Unordnung finde ich alles« (bloß die anderen nicht!) Und: »Meine vorletzte Freundin war sehr zufrieden mit mir«.
Fühlt sich das nicht schon ganz anders an?

## Zwischen Schuld und Sühne

Welche Umstände haben zu Ihrer Krise geführt? Wer war daran beteiligt? Was war einfach höhere Gewalt? Welche ungünstigen Faktoren trafen zusammen?
Und: Was an diesem Unheil wäre vermeidbar gewesen – *wirklich* vermeidbar? Wenn, wie in einem früheren Beispiel, jemand einen Unfall baut, nachdem er Sie besucht hat, ist das nicht Ihre Schuld. Sollte er sich allerdings nach zwei Flaschen Wein ans Steuer gesetzt haben, ohne dass Sie versucht haben, das zu verhindern, sieht die Sache anders aus. Wie viel Verantwortung liegt in einem solchen Fall bei Ihnen, wie viel bei Ihrem Gast?
Es geht weder darum, die eigene Verantwortung zu leugnen, noch darum, sie für alles und blindlings zu übernehmen. Der eigene Anteil muss realistisch abgewogen werden, denn wie man sich und anderen eine Krise erklärt, ist ausschlaggebend für den Lösungsweg. Dazu müssen Sie selbst entscheiden, ob Ihr Sohn sitzen geblieben ist, weil er intellektuell überfordert war oder weil er durch den Tod eines Freundes aus der Bahn geworfen wurde. Je

nachdem, wie Sie die Situation einschätzen, werden Ihre Reaktionen unterschiedlich ausfallen.
Selbstverständlich erwartet man von Menschen, die Unheil angerichtet haben, dass sie dazu stehen. Aber niemand soll und darf ungeprüft eine Verantwortung übernehmen, die nicht die seine ist und die er sich fälschlich selbst auflädt oder durch andere aufbürden lässt.

## Schuld sind immer die anderen

Es scheint dem Zeitgeist zu entsprechen, Verantwortung für das eigene Tun abzulehnen. Die Raucher, die ihr ganzes Leben wie verrückt gequalmt haben und jetzt die Zigarettenindustrie verklagen, die alte Dame, die gegen McDonald's vorging, weil der Kaffee zu heiß war und sie sich daran verbrüht hatte, gehören ebenso dazu wie Männer, die ihre Familien verlassen, weil sie sich in eine andere Frau verliebt haben und nun der eigenen Frau die Schuld zuweisen.
Auch in der Psychologie gibt es einige Richtungen, die persönliche Verantwortung nicht anerkennen: »Böses wird als seelische Krankheit ausgegeben, schlechte Manieren werden zu Neurosen erklärt und entschuldigt, ›erfolgreich behandelte‹ Patienten drücken sich um familiäre Verpflichtungen, weil sie ihnen keine persönliche Befriedigung verschaffen.«[5] Die Positive Psychologie lehnt einen solchen leichtfertigen Umgang mit der eigenen Verantwortung ab.[6] Seligmann sieht bereits den Akt, Verantwortung zu übernehmen, als heilsam an, da dem Betroffenen in diesem Augenblick deutlich wird, dass er

nicht dazu verurteilt ist, auf ewig in dem aktuellen Geflecht von Schwierigkeiten verstrickt zu bleiben. Veränderung ist möglich und für die Resilienz in festgefahrenen Krisensituationen unbedingt notwendig.

## Madonna: Ich schäme mich für gar nichts

Die berühmte, reiche und spektakuläre Madonna hat – wenn man ihrem Biografen Andrew Morton und Zeitungsberichten glauben darf – einen ziemlich weit verbreiteten blinden Fleck: Wenn etwas nicht klappt, sind immer die anderen schuld. »Wenn eine der Eskapaden, an denen sie beteiligt war, schief ging«, schreibt Andrew Morton, »– wenn zum Beispiel einer ihrer Filme floppte –, gab sie die Schuld dafür [...] gewöhnlich dem Regisseur. Seit zwei Jahrzehnten sorgt sie für Chaos und Ärger und kommt damit durch.«[7]

Madonna war als Schauspielerin bisher ein ebenso sicherer Misserfolg, wie sie als Sängerin ein Welterfolg war. Im Gegensatz zu ihren Videos, für die sie viel Lob geerntet hat, überzeugt sie in den Kinofilmen nicht, weil sie – so sagen die Kritiker – nichts anderes kann, als sich selbst zu spielen. Interessant in diesem Zusammenhang ist, dass Madonna bei ihrer Musik und den Videos zwar immer sehr klare Vorstellungen hat, dennoch aber als teamfähig gilt und Anregungen gern aufnimmt. Für die Kritik an ihren schauspielerischen Talenten gilt das angeblich nicht. Möglich, dass die Sängerin, die sich stets wandelt, sich als Schauspielerin nicht weiterentwickelt, weil sie die Notwendigkeit der Selbstkritik, die zu Wandel und

Veränderung führen würde, an diesem Punkt nicht sieht. Konkret sieht das so aus: Ihr erster Film »Shanghai Surprise«, den sie 1986 mit ihrem ersten Ehemann Sean Penn zusammen drehte, fiel bei Kritik wie Publikum durch. Madonna ließ verlauten, dass die Dreharbeiten sie sehr enttäuscht hätten: »Der Regisseur schien kein rechtes Auge für die große Leinwand zu haben. Es sah aus, als sei er ein bisschen überfordert.«[8] Dem nächsten Film »Who's That Girl?« erging es, nach einer glanzvollen Premiere im August 1997, kaum besser. Die Single stand auf Platz eins der Hitparade, die Tournee war ausverkauft, doch der Film setzte sich in Amerika nicht durch. In Europa lief er etwas besser, was Madonna zu der wenig überzeugenden Erklärung inspirierte, dass »ihre Vorstellungen in Europa mehr gewürdigt würden als in ihrem eigenen Land«.

Nach ihrem misslungenen Auftritt in dem Broadway-Stück »Speed-the-Plow« titelte die *New York Daily News*: »Nein, sie ist keine Schauspielerin!«. Madonna suchte einen Schuldigen und fand ihn in dem Autor und Pulitzer-Preisträger David Mamet: »An Zusammenarbeit ist er nicht interessiert. Ich glaube, er interessiert sich nur für Herrschaft.«[9]

Das ging so weiter, bis zu ihrem – bislang – letzten Film »Swept Away«, den sie mit ihrem zweiten Ehemann Guy Ritchie gedreht hat und der ein katastrophaler Misserfolg wurde. Dieses Mal war sie mit der Schuldzuweisung etwas vorsichtiger, vielleicht weil sie ihre Ehe nicht gefährden wollte. Aber sie ging immerhin so weit zu sagen: »Ich war bereit alles zu tun, was er mir sagte. Ich würde mich deswegen nicht mit ihm streiten [...] Ich habe ihm nur gesagt: Ich tu, was du willst, aber ich will nicht aussehen, als hätte ich Cellulitis oder so etwas. Das war das Einzige, was mich interessiert hat.«[10]

Madonna und ihr Ehemann Guy Ritchie wurden für ihre Leistungen in diesem Film 2003 mit den wenig begehrten »Goldenen Himbeeren« ausgezeichnet. Der Preis ging an sie als schlechteste Schauspielerin des Jahres und an ihn als schlechtesten Regisseur des Jahres. Damit nicht genug. Zwei weitere »Himbeeren« für den schlechtesten Film und das schlechteste Remake erhielt »Swept Away«. An dieser Kette von Schuldzuweisungen an andere ist deutlich zusehen, wie wenig Verantwortung Madonna in diesem Bereich übernehmen kann. Da ihrer Meinung nach die Misserfolge nicht an ihren mangelnden Fähigkeiten als Schauspielerin, sondern immer an der Inkompetenz anderer lagen, hat sie nie angefangen, daran zu arbeiten. Die Rollen blieben fest verteilt, und vielleicht sind die Himbeeren ja ein hilfreicher Wink mit dem Zaunpfahl.

## Staatsmännisches Verhalten

Das Abschieben von Verantwortung scheint auch das Lebensmotto des italienischen Ministerpräsidenten Silvio Berlusconi zu sein, was zu gewissen Distanzierungen der europäischen Kollegen sowie zu heftigen Presseattacken aus dem Ausland, vor allem seitens des britischen Nachrichtenmagazins *The Economist*, geführt hat. Der britische Journalist Tobias Jones konnte mittlerweile ein ganzes Buch damit füllen, wie der Medientycoon und Ministerpräsident die Gesetze seines Landes immer schamloser umgeht, biegt und bricht. »Zwar genießen

Staatsoberhäupter und Regierungschefs überall Immunität«, schreibt Dirk Schuemer in der *FAZ*, aber die ›Lex Berlusconi‹ habe eine Besonderheit: »Hier drängt sich nämlich der Eindruck auf, als habe der amtierende Premierminister seine politische Laufbahn geradezu geplant und weiterverfolgt, um sich eine drohende Strafverfolgung vom Halse zu halten – ›um nicht auf der Galeere zu enden‹, wie man in Italien volkstümlich sagt. Silvio Berlusconi hat das in seinen zahlreichen Tiraden gegen eine ›verbrecherische Justiz‹ sogar eingeräumt: Nur der Gang in die Politik [...] gebe ihm die Möglichkeit, sich gegen die lästigen Staatsanwälte zu wehren.«[11]
Dass er durch diese Strategie auch privat vereinsamt, kann man sich vorstellen: Seine Frau und seine Kinder leben angeblich von ihm getrennt.

Vorbildlich staatsmännisch – ob freiwillig oder nicht – zeigte sich dagegen der deutsche Bundeskanzler nach den Wahlniederlagen der SPD in Hessen und Niedersachsen. Dazu war in *Bild* zu lesen: »21 Stunden schwieg der Kanzler verbittert. Dann erst trat Gerhard Schröder gestern in Berlin vor die Presse und übernahm die Verantwortung für die SPD-Wahlkatastrophe in Hessen und Niedersachsen. Der Kanzler: ›Die Hauptverantwortung trägt die Bundespolitik und damit auch ich. [...] Das war die bitterste Niederlage in meinem politischen Leben. Und ich werde die volle politische Verantwortung übernehmen.‹«
Diese Beschreibung lässt ahnen, wie Kanzler Schröder diese Krise anging: Er brauchte einige Zeit, um die Lage zu akzeptieren und seinen Optimismus, zumindest aber

die Fassung wiederzufinden. Dann übernahm er die Verantwortung, was ihn aus der Opferposition holte und neue Perspektiven ermöglichte. Ein kluger Schachzug. Zumal er es dabei nicht belässt, sondern auch von anderen verlangt, ihren Teil zu tragen, zum Beispiel, wenn er fordert: »Die Wirtschaft muss Verantwortung übernehmen.«[12]

## Teufelskreise

Wer die Verantwortung für sein Handeln übernimmt, kann sich aus dem Teufelskreis von Schuldzuweisungen und Schuldgefühlen lösen und erkennen, wo die Chancen für eine Veränderung liegen, um genau dort nach Lösungen zu suchen. Dabei ist das Allerwichtigste die Zuversicht, dass man einer Situation nicht hilflos ausgeliefert ist, sondern dass man etwas tun kann, damit das Leben wieder in Gang kommt. Je stärker man darauf vertraut, umso wirksamer ist man dagegen geschützt, in Passivität, Hilflosigkeit und Depression zu verfallen.

Verantwortung für unser Handeln können wir allerdings nur dann angemessen übernehmen, wenn wir verstehen, warum wir so und nicht anders gehandelt – oder in einer bestimmten Situation nicht gehandelt haben. Sie erinnern sich sicherlich an die Übung aus dem Optimismus-Kapitel, bei der es darum ging, sich selbst aufmerksam beim Denken zuzuhören. Wie also klingen Ihre inneren Monologe, wenn es um Ihre Verantwortung geht? Wenn Ihr Chef Sie beschuldigt, schlampig zu arbeiten? Wenn Ihr Kind beim Randalieren erwischt oder nicht versetzt wurde? Wenn jemand Sie zurückgewiesen hat?

Giften Sie sich selbst an? Zischt Ihnen eine innere Stimme Dinge zu wie: »Du bist undiszipliniert.« – »Du bist eine schlechte Mutter.« – »Du bist eben nicht attraktiv genug.« Oder legen Sie sich in Gedanken den Arm um die Schulter und sagen tröstend: »Lenchen, was hast du denn da für einen Mist produziert? Jetzt nimm dir erst einmal Zeit, die Bescherung zu sichten, die du da gerade fabriziert hast.« Oder: »Whoww, der war aber unfreundlich. Ich verschiebe das Gespräch lieber, so wie der drauf ist, gibt es nur Kleinholz.«

Hier redet man wie eine Freundin oder ein Freund mit sich, man erkennt, dass man etwas falsch gemacht hat, und räumt sich eine Pause zum Sortieren ein.

Nehmen Sie das Tonband in Ihrem Kopf ernst, das Ihnen ständig negative Botschaften einflüstert. Prüfen Sie, ob Sie nicht allzu bereitwillig »Ich war's, ich war's, alles meine Schuld!« rufen. Und prüfen Sie ebenso streng, ob Sie nicht allzu leichtfertig »Ich war's nicht, ich habe gar nichts gemacht« rufen.

Das Wort »immer« in negativen Wendungen wie »das mache ich immer falsch« ist verboten – erlaubt ist es hingegen bei positiven Formulierungen wie »das geht immer besser«.

# Das Glück hilft keinem, der sich nicht selbst hilft

Bevor man seinen Anteil Verantwortung an der Situation übernehmen kann, ist es wichtig, die eigene Rolle im Zusammenspiel der vielen Faktoren zu begreifen. Wenn Sie wissen, ob Sie etwas hätten abwenden können, werden Sie Ihre eigenen Schwächen und somit Ihren eigenen Anteil sehen können. Nur so haben Sie die Chance, aus dem momentanen Desaster etwas zu lernen.

»Hätte ich doch ... wären wir doch ... könnte ich nur noch einmal ...« Solche Selbstvorwürfe sind verständlich und in der ersten Phase wohl unumgänglich, aber sie sind auf Dauer wenig sinnvoll, denn sie verändern nichts und zehren überdies an der inneren Stärke, die man für anderes braucht.

So paradox es klingt: Wer sich auf Dauer mit Selbstvorwürfen kasteit und sich bereitwillig zum Opferlamm erklärt, ist keineswegs bescheiden und klein, sondern hegt regelrechte Allmachtsfantasien: »Wenn *ich* richtig gehandelt hätte, wäre das nicht passiert. *Ich* hätte das verhindern können. *Ich* hätte das kontrollieren können.« Ich, ich, ich – aber so funktioniert das Schicksal nicht. Jeder Mensch ist nur ein Teil des Ganzen. Er muss hinnehmen, dass seiner Macht und seinem Einfluss Grenzen gesetzt sind. Das ist vielleicht eine tiefe Kränkung für das wichtigtuerische Ego, aber es ist eine Tatsache und der Weg zur Resilienz. Dieser führt allerdings über eine Eigenschaft, die in unserer Zeit unmodern geworden ist:

Bescheidenheit. Wer bescheiden bleibt (oder wird), sieht sich und das eigene Schicksal in enger Verknüpfung mit anderen Menschen und Ereignissen. Auch das schafft eine wichtige Distanz zur aktuellen Situation. Ein weiterer Aspekt ist nicht zu unterschätzen: Bei bescheidenen Menschen bleibt das Selbstwertgefühl intakt, weil sie sich nicht grundsätzlich, sondern nur in einigen konkreten Punkten in Frage stellen.

So schuldig oder unglücklich Sie sich fühlen mögen, vergangene oder zukünftige Ereignisse verändern Sie nicht allein, indem Sie darüber nachdenken. Auch Wehklagen ist völlig sinnlos. Sie verändern eine Situation erst durch überlegtes und angemessenes Handeln – und das kann erst mal darin bestehen, die Verantwortung für etwas zu übernehmen oder abzulehnen.
Die Neigung mancher Menschen zur Selbstgeißelung mag ihren Grund auch darin haben, dass sie dadurch zum unangefochtenen Mittelpunkt werden. Wer auf dem Schuldgefühl-Trip ist, ist nur mit sich beschäftigt. Alles dreht sich um das eigene Befinden. Ansprüche Außenstehender werden nicht nur abgewiesen, sie drehen die Schuldgefühl-Spirale auch noch weiter. Das ist im eigentlichen Wortsinn »ego-zentrisch« – alles dreht sich um das eigene Ich. Das macht Leiden so attraktiv. Und so absurd.
Das Wissen um die Beckschen Denkfallen soll Ihnen helfen, Ihre inneren Monologe, Ihre Kommunikation mit anderen und Ihren Anteil an einer Krise klarer einzuschätzen. Doch überfordern Sie sich nicht! Zu dem Genesungsprogramm gehört neben kritischer Selbsterkundung auch wohlwollende Selbst-Zuneigung. Seien Sie freund-

lich zu sich und besinnen Sie sich auf Ihre Stärken. Lesen Sie noch einmal die Liste Ihrer Vergnügungen aus dem Optimismus-Kapitel durch oder versuchen Sie ein Reframing wie im Stehaufmännchen-Kapitel. Auch wenn es um Verantwortung geht, kann eine leichte Veränderung des Blickwinkels den Horizont erweitern und uns ein Gefühl von Kontrolle wiedergeben.

In einer belastenden Situation, in der unbedingt gehandelt werden muss, ist es oft wichtig, sich selbst zu loben, sich Mut zuzusprechen, das Augenmerk auf die optimistischen Prognosen und positiven Einschätzungen der eigenen Möglichkeiten zu lenken. Wer das nicht tut, sondern seine Gedanken ungehindert immer wieder darum kreisen lässt, wie wertlos, unbegabt, überflüssig und ungeliebt er oder sie ist, begibt sich in eine richtige Abwärtsspirale: Je schlechter man von sich denkt, desto tiefer sinkt das Selbstbewusstsein. Je geringer das Selbstbewusstsein, umso eher interpretiert man alles, auch sich selbst, negativ. So wird es immer wahrscheinlicher, dass man sich nicht traut, seinen Teil Verantwortung zu übernehmen, und sich immer weiter in destruktive Gedanken verstrickt.

Wer hingegen gut von sich denkt, traut sich eher zu, das richtige Maß an Verantwortung zu übernehmen und eine Situation in seinem Sinne zu beeinflussen. Wahrscheinlich mag man sich selbst auch lieber, wenn man nicht zu den Menschen gehört, die passiv darauf warten, dass andere Menschen oder günstige Umstände ihre Lage verändern.

Zu einer resilienten Krisenbewältigung gehört neben dem Akzeptieren der eigenen Anteile auch die Beachtung äußerer Faktoren, die zum Scheitern geführt haben und somit die eigene Schuld relativieren: »Ich habe das Essen zwar anbrennen lassen, aber Inges Anruf hat mich völlig aus dem Konzept gebracht.« – »Ich bin nicht pünktlich fertig geworden, weil der Computer gestreikt hat.« – »Ich bekomme keine Lehrstelle, weil es bei uns in der Gegend keine Betriebe mehr gibt, die noch ausbilden.«

Oft ist es angenehm, Negatives von sich wegzuschieben, manchmal ist es nützlich, manchmal sogar sinnvoll. Doch wer seine Misserfolge nur auf widrige Umstände zurückführt, wird damit nicht weit kommen, denn er landet direkt – in der Opferrolle.

### Wunde Punkte

Sollten Sie zu den Menschen gehören, die für alles Misslungene zielsicher und sofort eine Schuldzuweisung an andere finden, brauchen Sie an dieser Stelle nicht weiterzulesen. Es ist allerdings wahrscheinlicher, dass es auch im Gehäuse Ihrer Seele Einfallschneisen und schwach befestigte Verteidigungspunkte gibt, an denen ihnen jeder Hans & Franz sofort Schuldgefühle bescheren kann. Möglicherweise sind es sogar immer dieselben Hänse und Fränze. Das macht Sie verwundbar und lässt Sie Dinge tun, die Sie nicht zu tun brauchten und normalerweise nicht täten. Schuldanfällige Menschen wirken meist sehr sympathisch – sie sind entgegenkommend, manipulierbar, freundlich, leicht auszubeuten... – aber dafür zahlen sie einen hohen Preis!

Wo liegen Ihre Schuldtürme? Reagieren Sie sofort bestürzt, wenn man Ihnen Lieblosigkeit, Unaufmerksamkeit, Egoismus vorwirft? Nein? Womit kann man Sie dann in die Knie zwingen?
Und nun stellen Sie sich einmal unvoreingenommen neben sich selbst und fragen Sie sich – oder, noch besser, fragen Sie einen neutralen Bekannten: Sind Sie tatsächlich lieblos, unaufmerksam, egoistisch? Kaum.
Damit ist das Problem meist noch nicht gelöst. Denn es liegt nicht auf der Ebene des Verstandes, dessen Gebrauch Ihnen hier soeben empfohlen wurde. Vielmehr geht es um automatisierte gefühlsmäßige Reaktionen, die Sie sich wahrscheinlich schon vor langer Zeit angewöhnt haben. Es hilft, sich solcher Automatismen bewusst zu werden, um sie zu überwinden. Auch wenn Sie begriffen haben, was läuft und warum es läuft, werden Sie möglicherweise noch eine ganze Weile immer wieder darauf reinfallen, bevor Ihnen schon in der Situation klar wird: Da ist es wieder; diese Beschuldigung stimmt ja gar nicht wirklich; da kratzt bloß jemand – bewusst oder unbewusst – an meinem wunden Punkt.
Wenn Sie so weit gekommen sind, dass Sie merken, was da mit Ihnen geschieht, dann kann auch etwas Neues passieren. Sie könnten es leid sein, anderen auf diese Weise Macht über sich selbst und ihre psychische Befindlichkeit einzuräumen. Das wäre der entscheidende Schritt zu einem selbstbestimmteren Leben.

Sehen Sie sich dabei zu, wie Sie Verantwortung für Ihr Leben übernehmen. Verlieren Sie dabei nicht aus den Augen, wie sich ständig neue Situationen entwickeln und wieder wandeln. So stützen Sie Ihre Stärke.
Und wie steht es mit Ihrem Humor? Vielleicht macht es Ihnen Spaß, mit Verantwortung einmal so boshaft umzugehen wie Robert Gernhardt:

> **»Ich hatte eine schwere Kindheit.**
> **Ich kam praktisch ohne Zähne auf die Welt und**
> **war die ersten Jahre so gut wie infantil.«**[13]

# Fragebogenauswertung für die 5. Säule: Verantwortung übernehmen

Tragen Sie Ihre Antworten (also jeweils Zahlen zwischen 1 und 7) auf dem entsprechenden Platz auf der linken Spalte ein und zählen Sie alles zur Summe zusammen.
*Das ergibt Ihre positive Summe.*
Tragen Sie dann Ihre Antworten (also jeweils Zahlen zwischen 1 und 7) auf dem entsprechenden Platz in der rechten Spalte ein und zählen Sie ebenfalls zur Summe zusammen.
*Das ergibt Ihre negative Summe.*

| | | | |
|---|---|---|---|
| Nr. 1 | ______ | Nr. 8 | ______ |
| Nr. 15 | ______ | Nr. 22 | ______ |
| Nr. 29 | ______ | Nr. 36 | ______ |
| Nr. 43 | ______ | Nr. 50 | ______ |
| Nr. 57 | ______ | Nr. 64 | ______ |
| Pos. Summe | ______ | Neg. Summe | ______ |

Addieren Sie die Zahl 40 zu Ihrer positiven Summe.
Ziehen Sie die negative Summe davon ab.
Das Ergebnis ist Ihr Punktwert für **Verantwortung.**

**Punktwert über 49:**
Glückwunsch! Sie liegen in den oberen 25 Prozent!

**Punktwert über 45:**
Damit liegen Sie immer noch in der oberen Hälfte, und zwar im zweitoberen Viertel. Sehr erfreulich!

**Punktwert über 40:**
Kein Grund zur Besorgnis. Sie liegen damit in der unteren Hälfte, aber noch nicht im unteren Viertel. Trotzdem sollten Sie Ihr Verhältnis zum Thema Verantwortung überprüfen. Könnte es sein, dass Sie oft zu streng mit sich sind?

**Punktwert unter 44:**
Sie sollten das Verantwortungs-Kapitel vielleicht ein zweites Mal lesen. Wahrscheinlich gehören Sie zu den Menschen, die allzu bereitwillig für alles und jedes die Verantwortung übernehmen. Oder die sich von anderen die Schuld in die Schuhe schieben lassen, auch wenn sie an dem Geschehen kaum oder gar nicht beteiligt waren. Vielleicht ist Ihnen diese Neigung sogar bewusst, aber Sie konnten bis jetzt noch nicht aus der Opferrolle ausbrechen.
Falls das so ist, sollten Sie Ihre Fähigkeit trainieren, in schwierigen Situationen erst zu handeln oder zu sprechen, nachdem Ihr Kopf wieder klar ist und Sie zumindest etwas Ordnung in Ihre Gefühle und Gedanken gebracht haben. Wahrscheinlich brauchen Sie ein paar maßgeschneiderte Rezepte zur Selbstberuhigung. Das berühmte »Luft anhalten und erst mal bis zehn zählen« ist ein probates Hausmittel für kritische Situationen.
Wenn Sie dazu neigen, hektisch nach dem erstbesten Strohhalm zu greifen, statt das Problem zunächst bis auf

den Grund zu durchdenken, sind vermutlich auch Nervosität und Angst im Spiel – vor allem die Angst, dumm dazustehen, oder die Angst vor dem Vorwurf, schon wieder an etwas schuld zu sein.

Kennen Sie jemanden, dem das nicht so geht? Der sich durch nichts und niemanden aus der Ruhe bringen lässt, selbst wenn er tatsächlich etwas verbockt hat? Dann machen Sie es sich zur Gewohnheit, als Erstes zu denken: »Was würde X jetzt machen? Und was täte er auf keinen Fall?«

Hilfreich ist es auch, sich erst einmal durch bestimmte Floskeln eine Atempause zu verschaffen: »Darüber muss ich erst mal nachdenken!« Oder, noch besser: »Sollte sich herausstellen, dass ich hier die Ursache des Problems bin, dann werde ich alles tun, um die Sache aus der Welt zu schaffen. Aber lassen Sie uns erst einmal überlegen, was jetzt die beste Lösung ist. Irgendwelche Vorschläge?«

Auf jeden Fall sollten Sie sich angewöhnen, wenigstens im Nachhinein gründlich zu durchdenken, wie groß denn tatsächlich Ihr Anteil an der betreffenden Misshelligkeit war. Vermutlich werden Sie sich oft sagen: »Nein, den Schuh muss ich mir nicht anziehen – und ich tu's auch nicht!« Ob Sie eine solche »Klarstellung« dann auch nach außen tragen sollten, ist eine andere Frage. Wenn Sie wenigstens mit sich selbst im Reinen sind, ist schon viel gewonnen.

Es geht keineswegs darum, sich vor Verantwortung zu drücken, sondern darum, genau so viel zu übernehmen, wie Ihnen zukommt. Nicht weniger – aber auch nicht mehr.

# 6. Säule: Netzwerkorientierung With a little help from my friends

Das wirkliche Leben läuft nicht wie ein Rambo-Film mit Sylvester Stallone, denn die wahren Helden sind keine Einzelkämpfer. Nehmen Sie – um zwei nahe liegende Beispiele anzuführen – Nelson Mandela und Mutter Teresa, zwei willensstarke, von großen Visionen beseelte Menschen, die sie mit großen persönlichen Opfern verfolgten und verwirklichten. Nimmt es ihnen auch nur einen Deut ihrer Größe, wenn man darauf hinweist, dass sie es allein niemals hätten schaffen können? Dass sie Freunde, Vertraute und Mitstreiter hatten und die sie entlasteten, die ihnen Mut zusprachen?
So wird es auch Ihre innere Stärke unterstützen, wenn Sie akzeptieren, dass Sie ohne vertraute Menschen schwächer und angreifbarer sind. Sie können alles haben, was einen resilienten Menschen auszeichnet – Optimismus, Akzeptanz, Lösungsorientiertheit, die Fähigkeiten, sich aus der Opferrolle zu lösen, Verantwortung zu übernehmen und künftige Entwicklungen in Ihre Überlegungen mit einzubeziehen –, ohne die Geborgenheit, die wohlmeinende Freunde und Verwandte Ihnen geben, kann sich ein Leben ziemlich kalt anfühlen. Gerade wenn es die restliche

Welt nicht gut mit uns meint, ist es eine außerordentliche Hilfe, sich mit Vertrauten zu beraten und auszusprechen. Manche Menschen halten Gespräche, in denen sie sich ungeschützt zeigen, für Schwäche. Sie meinen, dass sie sich damit preisgeben, ausliefern, entblößen. Was immer diese Einstellung an Schäden anrichten mag, eines ist sicher: Ein solches Leben ist einsam und äußerst Kräfte zehrend, weil potenziell jeder als Feind gesehen wird. Neuere Untersuchungen haben sogar gezeigt, dass Menschen mit engen Freundschaften sich weniger gestresst fühlen, sich schneller von Herzanfällen erholen und länger leben als Menschen ohne Freunde. Ja, sie erholen sich sogar schneller von einer normalen Erkältung.[1]

Nun sind Freunde natürlich nicht primär dazu da, einander vor Schnupfen zu bewahren und sich in schwierigen Situationen beizustehen – im Gegenteil. Den größten Teil des gemeinsamen Lebens werden sie sich hoffentlich miteinander vergnügen. Doch allein die Gewissheit, dass man Hilfe bekäme, wenn man sie bräuchte, kann das Leben sehr erleichtern. Wir brauchen Freunde nicht, schreibt der griechische Philosoph Epikur, um sie zu brauchen, sondern um die Gewissheit zu haben, dass wir sie brauchen dürfen. Wenn es so weit ist, muss man sich allerdings auch trauen, sie um Hilfe zu bitten oder zumindest zu signalisieren, dass man Hilfe braucht. Allerdings sollte man schon genau hinschauen und ruhig auch überlegen, wem man sich rückhaltlos anvertrauen kann, wer uns wirklich tröstet und uns beisteht, statt uns mit Allgemeinplätzen abzuwimmeln.

Jeder Modeinteressierte kennt John Galliano. Er gilt als ein *Enfant terrible* der Modewelt, obwohl er für das traditionelle französische Modehaus Givenchy gearbeitet hat und mehrfach zum Designer des Jahres gewählt wurde. Galliano ist als Modeschöpfer genial, aber als Geschäftsmann wohl eine ziemliche Niete. Bevor er einen Vertrag abschloss, der ihn zum Chefdesigner des legendären Modehauses Dior machte, stand er mit eigenen Kollektionen mehrfach kurz vor der Pleite. Angeblich haben ihn gute Freunde immer wieder vor dem Schlimmsten bewahrt. So soll Kate Moss, ein Star-Model mit einer Tagesgage von geschätzten 10000 Dollar, damals bei ihm für »Luft und Liebe« über den Laufsteg gegangen sein.

## Lebensabschnittsfreunde und mehr

Offenbar gibt es in der glamourösen Modewelt, die als Haifischbecken verschrien ist, tatsächlich auch freundschaftliche Solidarität. Das ist in vielen Sparten nicht mehr selbstverständlich, und zwar nicht nur, weil die Konkurrenz so hart ist. Mindestens ebenso wichtig ist, dass die Vielfalt der Ausbildungswege und die immer größere geografische Mobilität lebenslange Freundschaften schwieriger und damit seltener machen. »Die beste Freundin ist nur noch selten dieselbe, der wir schon zu Schulzeiten unsere Geheimnisse anvertrauten.« Eine von der Zeitschrift *Brigitte* veröffentlichte Umfrage ergab, dass der Trend eindeutig zu »Lebensabschnittsfreundinnen« geht. Danach sind nur sechs Prozent der Befragten immer noch mit ihrer Sandkastenfreundin befreundet.

Die häufigsten Gründe für das Ende einer Freundschaft sind unterschiedliche Berufswege (63 Prozent), Ortswechsel (52 Prozent) oder unterschiedliche Interessen. Frauenfreundschaften zerbrechen also keineswegs, wie ein weit verbreitetes Klischee behauptet, vor allem wegen eines Mannes (36 Prozent) oder einer Streitigkeit (24 Prozent).[2]

Die Studie ergab auch, dass Frauen nicht nur eine, sondern mehrere Freundinnen haben, mit denen sie unterschiedliche Dinge verbindet. Mit der einen gehen sie abends aus, mit der anderen ins Sportstudio, mit einer dritten verreisen sie usw.

Dieser Trend zur Spezialisierung ist nicht nur pragmatisch, sondern auch klug, denn damit eine Freundschaft auf Dauer gelingt, müssen sich beide, wie bei einer Partnerschaft, über unterschiedliche Erwartungen im Klaren sein. Grundsätzlich erhoffen sich die meisten Menschen von ihren Freunden in guten Zeiten Unterhaltung und Geselligkeit, in schlechten Zeiten Beistand und Unterstützung. Sobald es ernst wird, variieren die Erwartungen je nach Intensität einer Freundschaft. Von engen Freunden wird verständlicherweise ein höheres Maß an Hilfsbereitschaft, Verlässlichkeit und Loyalität erwartet als von netten Bekannten. Erinnern Sie sich an Paul Watzlawicks Geschichte über den Mann, der sich bei seinem Nachbarn einen Hammer ausleihen wollte? Sie ist natürlich übertrieben, aber lachen wir nicht darüber, weil wir das Körnchen Wahrheit darin entdecken? Um Hilfe zu bitten und Hilfe anzunehmen fällt vielen Menschen sehr schwer. In einer Gesellschaft, in der die Menschen allein leben und der Konkurrenzdruck scharf ist, ist das natürlich besonders ausgeprägt. Unter diesem Aspekt ist eine umfassende Untersuchung der Universität Dresden aus den Jahren 1998/99 besonders interessant.[3] Bei einem Vergleich zwischen Ost- und Westdeutschen kam nämlich heraus, dass den Ostdeutschen beides – um Hilfe bitten und sie annehmen – erheblich leichter fällt als den Westdeutschen und dass es zudem um die seelische Robustheit der Ostdeutschen besser bestellt ist als um die ihrer Landsleute im Westen. Als Grund vermuten die Wissenschaftler, dass in der ehemaligen DDR die sozialen Netzwerke besser funktionierten.

Zu den Ostdeutschen, die sich auf ihr Netzwerk verlassen, gehört offensichtlich auch die Thüringer Leichtathletin Heike Drechsler. Auf die Frage eines Reporters, was sie tue, um sich nach einem Tiefschlag wieder aufzurichten, antwortete sie ganz im Sinne von resilientem Verhalten: »Ein Ziel erleichtert es, das Alte hinter sich zu lassen. Elementar finde ich es, Hilfe annehmen zu können – bloß nicht zurückziehen. Freunde darf man ruhig mal belasten.«[4]

## Christopher Reeve: Supermann im Rollstuhl

Freunde haben verschiedene Talente – nicht nur kann man mit dem einen squashen und dem anderen durch die Bars ziehen. Wenn es wirklich hart auf hart geht, hilft jeder auf seine ganz persönliche Weise. Und die kann sehr eigenwillig sein, wie die Geschichte von Christopher Reeve beweist.

Reeve war der Darsteller von *Superman*, bevor er 1995

einen Reitunfall hatte. Er brach sich den ersten und den zweiten Halswirbel und war seither vom Hals abwärts gelähmt. Wochenlang war völlig unklar, ob er den Unfall überleben und danach in der Lage sein würde, selbstständig zu atmen oder seine Gliedmaßen zu bewegen. Nach Tagen öffnete Reeve die Augen und sah – so zumindest die Legende – einen verrückt herumhampelnden Arzt. Schließlich erkannte er seinen Kollegen und Freund Robin Williams, der überzeugt war, dass Christopher wieder anfangen würde zu leben, wenn er nur anfinge zu lachen. Er hatte Recht. Zum ersten Mal seit seinem Unfall lachte Christopher Reeve. »In dem Moment wusste ich«, schreibt er in seiner Autobiografie, »dass das Leben wieder beginnen konnte.«[5]

Diese entscheidende Erkenntnis verdankte er seinem Freund Robin Williams, weil der tat, was er am besten kann und was in einer solchen beklemmenden Situation kaum jemand gewagt hätte: Er führte sich auf wie ein Clown. Das war der Beginn von Reeves seelischer Gesundung. Er eroberte sich danach trotz harter Zeiten, in denen er mutlos und verzweifelt war, Teile seines Lebens zurück und bewies damit eine außerordentliche Resilienz.

Bis zu seinem Tod lebte Reeve im Rollstuhl und war ständig auf Hilfe angewiesen. Dennoch trat er öffentlich auf und zeigte, dass man auch mit einer solchen Schwerstbehinderung ein erfülltes Leben führen kann. Dabei betonte er immer wieder, dass das Wichtigste für seine seelische Genesung die Liebe und Unterstützung seiner Familie und seiner Freunde waren und sind.

Geborgenheit, Zuwendung, Loyalität, Liebe – darauf

kommt es in schweren Zeiten wirklich an, und zwar nicht nur bei einem solchen schweren Schicksalsschlag wie einer Querschnittslähmung. Die Werbung behauptet allerdings, dass es auch andere sichere Wege zum Glück gibt: Das schicke Outfit, das Luxusauto, das Traumhaus – das ist alles ohne Zweifel begehrenswert, doch bei genauerer Betrachtung eine Sackgasse. Glück, inneren Frieden und seelische Stärke erwirbt man damit nicht. Sie wollen entwickelt werden.

## Freundschaftsflow

Jeder weiß, wie es ist, wenn man meint, »vor Glück platzen« zu müssen. Dieser berauschende Zustand hat sehr viel mit der Gewissheit zu tun, für eine gewisse Zeit Erfüllung gefunden zu haben, sei es mit einem Menschen oder durch eine Tätigkeit.

Beim Eintauchen in eine Beschäftigung geraten wir mitunter in einen Geisteszustand, der selbstvergessen und konzentriert zugleich ist. Gleichgültig ob wir einen Roman schreiben, die Wasserspülung reparieren, Ski laufen, Klavier spielen oder am Computer sitzen – wir werden eins mit dem, was wir tun. Das sind Momente und Stunden, die der Mitbegründer der Positiven Psychologie und wohl bekannteste Glücksforscher Mihaly Csikszentmihalyi *Flow* nennt. Dieses Wort trifft es perfekt, denn in diesen Zeiten fließt alles, und alles fließt zusammen: Fühlen, Denken und Handeln sind im völligen Einklang und streben dasselbe Ziel an. Flow entsteht, wenn wir uns einer Sache völlig hingeben, wenn wir uns mit all unseren Fä-

higkeiten und Ressourcen einer Aufgabe widmen, ohne dabei unter- oder überfordert zu sein.
Auch mit Freunden gibt es intensive Flow-Erfahrungen: Die bekanntesten sind die wunderbaren Gespräche, die sich über Stunden völlig mühelos entspinnen und alle Beteiligten nicht nur klüger machen, sondern im tieferen Sinne bereichern.
Menschen sind tendenziell glücklicher und dadurch resilienter, wenn sie mit Freunden zusammen sind. Wissenschaftliche Untersuchungen zeigen, dass es keine Rolle spielt, was man zusammen tut:
»Sogar das Lernen und die häuslichen Arbeiten, die unsere Stimmung drücken, wenn wir sie allein oder mit Angehörigen erledigen, werden zu positiven Erlebnissen, wenn wir diese Aufgaben zusammen mit Freunden erledigen.«[6]
Mihaly Csikszentmihalyi schreibt, das Zusammensein mit Freunden und Freundinnen biete günstige Bedingungen für Flow-Erlebnisse, weil wir uns freiwillig für dieses Zusammensein entschieden haben und davon ausgehen, dass uns mit unseren Freunden gemeinsame Ziele verbinden. Außerdem erleben wir ein Gefühl von Gleichheit und gegenseitiger Unterstützung, bei dem keiner ausgebeutet wird. Ein weiterer wichtiger Punkt in Freundschaften ist, so Mihaly Csikszentmihalyi, dass sie »ständig neue Anregungen für Herz und Verstand« bieten, dass sich die Freunde immer besser kennen lernen und das Miteinander nicht langweilig wird:
»Während uns andere Flow-Aktivitäten nur kurzfristig Vergnügen bereiten, weil die Herausforderungen bald erschöpft sind, bieten uns Freundschaften das ganze Leben hindurch potenziell unendliche Anregungen und

vervollkommnen unsere emotionalen und geistigen Fähigkeiten.«[7]
Was Csikszentmihalyi hierbei offenbar stillschweigend voraussetzt, ist, dass eine Freundschaft kein Zusammenschluss zur gegenseitigen Bewunderung oder nur eine Wagenburg gegen die feindliche Welt ist, sondern eine Möglichkeit für Gleichgesinnte, sich in einer ruhigen und geborgenen Atmosphäre zu begegnen, weiterzuentwickeln und mitunter durchaus auch in Frage zu stellen. Denn nur wenn sich zwei Menschen in ihrer Verschiedenheit akzeptieren oder die Andersartigkeit des Gegenüber als Bereicherung empfinden, seine Entwicklung wohlwollend begleiten und wo immer möglich fördern, wird es eine dauerhafte Freundschaft geben.

## Man sieht nur mit dem Herzen gut

Zu den Menschen, die uns nahe stehen und die wir gern haben, gehören neben den Freunden unsere Lebenspartner und oft auch unsere Familienangehörigen. Unzählige Untersuchungen haben bewiesen, wie stabilisierend sich eine gute Partnerschaft auf Leib und Seele auswirkt, und die existenzielle Sicherheit, die eine stabile Liebesbeziehung schenkt, ist etwas ganz Besonderes. Vermutlich ist daher eine glückliche Partnerschaft der größte Wunsch der meisten Menschen. Die Sehnsucht danach jedenfalls ist unausrottbar, denn obwohl die Scheidungsraten ständig steigen, lebt der romantische Mythos vom ewigen Glück zu zweit unangefochten weiter.

## Elton John: »Seitdem hat alles einen Sinn«

Häufig wird die »große Liebe« beschworen, und es werden große Versprechen gemacht, deren Haltbarkeit gelegentlich mit der eines Joghurts konkurrieren könnte. Aber es gibt Ausnahmen, und eine solche Ausnahme ist offenbar ausgerechnet Elton John.

In den 70er und 80er Jahren war er so schwer alkohol- und drogenabhängig, dass sich so mancher wunderte, wie er es überhaupt schaffte, noch gerade auf der Bühne zu stehen. Bei einem Konzert in Australien soll er so betrunken gewesen sein, dass ihm bei dem Lied »Sad songs say so much« der Refrain nicht mehr einfiel und er darum die Stelle, an der er hängen geblieben war, zwölf Mal wiederholte. 16 Jahre lang lebte er mit Drogen. Außerdem war er süchtig nach Ablenkung und immer neuen Reizen, er wollte und konnte nicht allein sein. Darin sieht er eine Gemeinsamkeit mit seiner verstorbenen Freundin Prinzessin Diana:

»Sie blühte erst unter Menschen auf, natürlich auch weil sie sich dann nicht mit sich selbst zu beschäftigen brauchte. Deshalb hat sich Diana auch für so viele Dinge engagiert [...] Es lenkte sie von dem Leben ab, in dem sie so unglücklich war.«[8]

Doch Elton John ist genesen. Er sagt, seine Stimme sei besser denn je und er sei auch gesünder denn je, jetzt überstehe er problemlos vier Konzerte hintereinander. Das alles verdankt er einem einzigen Menschen: »Seit zwölf Jahren ist bei mir alles anders. Ich habe einen Partner gefunden: David Furnish. Seitdem hat mein Leben einen Sinn. David und ich werden ewig zusammenleben. Zitieren Sie mich richtig: ewig.«[9]

Natürlich wünscht man Elton John und allen Verliebten der Welt, dass ihre Beziehung ewig hält. Unter dem Gesichtspunkt von Resilienz aber ist die Aussage, dass er alles seinem Partner verdankt, allerdings bedenklich: Was, wenn dieser Mensch nicht mehr da ist? Woraus wird er dann seine Stärke beziehen? Für die innere Stärke ist es wichtig, sich auch als Einzelwesen zu spüren und in einer Partnerschaft seine Eigenständigkeit zu wahren. Wenn zwei Menschen verschmelzen, bleibt keiner ganz, sagt der Volksmund, und da ist etwas Wahres dran. Resiliente Menschen öffnen sich anderen Menschen und lassen sie nah an sich herankommen. Doch dabei vergessen sie ihre eigene Individualität nicht. Zur Resilienz gehört beides – sich öffnen und Grenzen setzen können. Diese Balance muss immer wieder neu austariert werden. Eine gute Partnerschaft zeichnet sich nicht zuletzt dadurch aus, dass beide genau hinschauen, was zwischen ihnen passiert, und immer wieder ein neues Gleichgewicht auspendeln.

## Montserrat Caballé: »Ich lebe gern, und ich lebe dick«

In unserem Kulturkreis hat die engere und weitere Familie ihre Einzigartigkeit zum Teil verloren. Immer mehr Menschen sehen ihre Freunde als Familie, als Wahlverwandte. Doch es gibt natürlich auch noch die ausgesprochenen Familienmenschen, die ihre innere Stärke nach wie vor aus dem Rückhalt in ihrer Familie ziehen. Zu diesen Menschen gehört die Sängerin Montserrat Caballé. In der Welt der Oper gilt sie als einzige legitime Nachfolgerin der legendären Maria Callas, in der Popwelt ist sie ein Star, seit sie 1992 mit Freddie Mercury die Hymne für die Olympischen Spiele in Barcelona gesungen hat. Viel mehr kann eine Sängerin vermutlich nicht erreichen.

Das alles wurde Montserrat Caballé nicht in die Wiege gelegt, sie gehört zu den Erfolgreichen, die sich von unten nach ganz oben gearbeitet haben: Ihre Eltern waren sehr arm, sie musste als junges Mädchen in einer Fabrik als Näherin arbeiten. Doch ihre außergewöhnliche Stimme fiel schon bald auf, und es fanden sich wohlhabende Förderer, die ihren Gesangsunterricht am renommierten Conservatorio di Liceo in Barcelona finanzierten.

Die Anfänge ihrer Bühnenkarriere bezeichnet sie als »Galeerenjahre«. Trotz ihrer großartigen Stimme gelang ihr der Durchbruch erst 1965, als sie schon 32 Jahre alt war. Das verdankte sie einem schicksalhaften Zufall: Ohne vorherige Proben sprang sie an der New Yorker Metropolitan Opera für die erkrankte Marilyn Horne ein und sang die Titelrolle in »Lucrezia Borgia«. Es wurde ein Triumph, die *New York Times* jubelte: »Callas + Tebaldi = Caballé.«

Noch 2003 – Caballé feierte ihren siebzigsten Geburtstag – schreibt die *Berliner Zeitung*: »Montserrat Caballé (ist) mit seltener Musikalität gesegnet, sie phrasiert stets mit großer stilistischer Sicherheit. Aber sie führt damit nur ihre eigene glückhafte Natur vor. So viel Glück macht

neidisch, und nicht zuletzt macht der Neid, den jemand auf sich zieht, ihn zum Star.«[10]
Doch dieser Kritiker sieht nur eine Seite. Unerwähnt bleibt, dass der berufliche Glanz schwere gesundheitliche Krisen verdeckt, die schon bald nach ihrem Durchbruch in New York so gravierend wurden, dass sie ihre Opernkarriere beenden und sich auf Konzerte beschränken musste. Sie litt unter schweren Ohnmachtsanfällen, Herzanfällen und wurde sehr oft operiert, unter anderem wegen eines Hirntumors. Montserrat Caballé weiß, was Kranksein heißt. Die Kraft, sich immer wieder aufzurichten, bekommt sie, wie sie sagt, aus der glücklichen Ehe mit dem Tenor Barnabé Marti und von ihren beiden Kindern. Seit einigen Jahren treten Mutter und Tochter – beide heißen Montserrat – zusammen auf, andere Familienangehörige managen »das Unternehmen Caballé«.
Der Weltstar ist bescheiden geblieben – und dankbar: »Man soll nie aufgeben, darauf kommt es an. Man muss jeden Tag wie ein Geschenk annehmen und Gott dafür dankbar sein, statt in Selbstmitleid zu ertrinken. Aktiv bis zum letzten Atemzug. Das muss man sein, das werde ich sein. Wer sich hinsetzt und auf den Tod wartet, ist schon tot [...], das Wichtigste ist die Familie. [...] Ich habe eine. Gott sei Dank.«[11]

Diese Sicherheit der Zusammengehörigkeit und die Geborgenheit in einer Familie gibt vielen Menschen Kraft. Dazu bekennt sich auch Miuccia Prada. Das Geheimnis ihres Erfolges beschreibt die Design-Ikone folgendermaßen: »Es ist die Bereitschaft, mich in Polaritäten zu bewegen, der Mut zu Widersprüchen. Auf der einen Seite der Drang nach vorn, die Sucht nach Neuem – auf der anderen die Verwurzelung in Tradition und Familie.«[12] Miuccia Prada scheint ihren Weg gefunden zu haben.

Wer eine glückliche Familie hat, erklärt die Kraft, die sie ihm oder ihr gibt, häufig damit, dass die Konkurrenz zwischen Angehörigen nicht so scharf ist und man sich nicht anstrengen braucht, um eine künstliche Fassade aufrechtzuerhalten. Jeder kennt die Stärken und Schwächen der anderen, und man wird selten endgültig ausgestoßen. Man gehört dazu. Das bleibt so, falls man nicht das schwarze Schaf wird. Doch selbst dann bleibt man, wenn auch auf eine andere Weise, dem Kreis der Familie erhalten – als der/die Abwesende.

## Gemeinsamkeit macht stark

Freunde und Familie sind immer wichtig und in Zeiten privater Krisen unverzichtbar. Das sind sie auch, wenn das Berufsleben ins Schlingern gerät, und zwar nicht nur, weil man dann einen Arm zur Beruhigung und eine Schulter zum Ausweinen braucht. In ökonomisch schwierigen Zeiten, wenn die Wirtschaft stagniert, der Arbeitsmarkt schrumpft und die Löcher des sozialen Sicherungsnetzes immer größer werden, braucht man alle Säulen der Resilienz, um sich zu behaupten. Dann ist ein gutes Netzwerk besonders wichtig. Dazu gehören neben Freunden und Familie auch alle beruflichen Kontakte, die man sich über die Jahre aufgebaut hat. Zwei Drittel aller Jobs tauchen niemals in Stellenanzeigen oder gar beim Arbeitsamt auf, sondern gehen unter der Hand weg, daher muss man, wenn Arbeitslosigkeit droht oder man gar schon arbeitslos geworden ist, alles und alle mobilisieren und neben dem offiziellen auch den inoffiziellen Stellenmarkt kennen. Es liegt in der Natur der Sache, dass das nur über persönliche Kontakte geht: Man hört sich um und bringt in Erfahrung, wer wen kennt, wer wohin Verbindungen hat, welche Gerüchte über Jobs und Pleiten umgehen, wo etwas frei werden könnte. Und man wirft seine Netze weit aus, denn oft liegt der ideale Job gar nicht in dem bisherigen eng definierten Spezialgebiet.

- Kennen Sie Leute aus Ihrem beruflichen Umfeld, die in anderen Unternehmen arbeiten?
- Wissen Sie, falls Sie vage mit dem Gedanken an Jobwechsel spielen, welche Stellen frei sind oder frei werden könnten?
- Wen könnten Sie jetzt anrufen, und wer würde Ihnen helfen, falls es beruflich brennt?
- Gibt es einen Stammtisch von Leuten in Ihrer Sparte? Eine Interessenvertretung oder einen Berufsverband?

Es lohnt sich immer, an berufsbezogenen Fortbildungen, Kongressen oder Workshops teilzunehmen, weil Sie da Menschen kennen lernen, die Ihnen einmal nützlich sein könnten oder denen Sie helfen könnten, denn ein Netzwerk – das sollte man nicht vergessen – ist keine Einbahnstraße. Es basiert auf Geben und Nehmen.
Laden Sie Leute, die wichtig sein könnten, zu einem Fest,

einer Veranstaltung oder einem Vortrag ein. Gehen Sie gelegentlich nach Feierabend mit dem Kollegen oder der Kollegin in die Kneipe, der oder die den ganzen Betrieb vom Generaldirektor bis zum Pförtner persönlich zu kennen scheint und daher jedes Gerücht erfährt.
Früher nannte man solche Verbindungen »Vitamin B«, heute spricht man vom »Networking«. Das Prinzip hat sich nicht verändert: Man überlegt sich, welche Kontakte man bereits hat, bemüht sich um neue und versucht schließlich, alle optimal zu nutzen.

Seit mehreren Jahren tun Frauen gezielt etwas, was Männer schon immer getan haben: Sie bilden berufliche Netzwerke – und zwar ebenso auf Frauen begrenzt, wie die traditionellen Seilschaften nur Männern offen standen (und oft immer noch stehen). Ob sie sich nun Clubs, Stammtische, Vereine oder Verbände nennen, solche Gruppen bringen Frauen aus einer Berufsgruppe oder einem Interessengebiet zusammen. In manchen Städten treffen sich auch Frauen aus den unterschiedlichsten Berufen mit dem erklärten Ziel, sich gegenseitig zu informieren und zu helfen. Man trifft neue, interessante Menschen und lernt etwas darüber, wie in anderen Branchen gearbeitet wird. Wer allerdings in der Erwartung zu solchen Treffen geht, dass dabei sofort etwas herauskommen muss, ist zu ungeduldig.

## Es gibt mehr Möglichkeiten, als man denkt

Spätestens wenn Sie gezwungen sind, sich beruflich neu zu orientieren, können die sechs Tipps der amerikanischen Autorinnen Carole Hyatt und Linda Gottlieb[13] Ihnen helfen, das Spektrum Ihrer Optionen zu erweitern. Interessant sind deren Gedanken für Sie aber auch dann, wenn Sie mit Ihrer Arbeit einfach unzufrieden sind und auf Abhilfe sinnen, wenn Sie immer häufiger denken »das kann doch noch nicht alles gewesen sein«. Und selbst wenn all das auf Sie nicht zutreffen sollte: Vielleicht haben Sie Lust, für Ihr Berufsleben einen »Plan B« zu entwerfen.

**1. Ein Job = mindestens drei Fähigkeiten.**
Wenn Sie beispielsweise sagen »Ich war mein Leben lang Sekretärin in einer Spedition – was anderes habe ich nicht gelernt«, könnten Sie sich ziemlich blockiert fühlen, falls die Firma, für die Sie arbeiten, in Ihrer Kleinstadt die einzige Spedition weit und breit ist. Sie lösen die Blockade, wenn Sie Ihren Job in Teilkomponenten aufsplittern.

Fragen Sie sich:
*Was habe ich da eigentlich 20 Jahre lang gemacht?*
Und:
*Worin war ich besonders gut?*
(Bei der Beantwortung können Freunde und Kollegen sehr nützlich sein.)

Die Antworten könnten zum Beispiel lauten:
a) Ich habe für mehrere Leute täglich die Arbeitsplä-

ne gemacht. → Offenbar kann ich planen und organisieren.

b) Ich habe mehrere Generationen kaufmännischer EDV-Programme bei guter Gesundheit überstanden. → Ich traue mir den Umgang mit Technischem durchaus zu.

c) Ich habe sämtliche Kunden telefonisch bei Laune gehalten, kann also auf diesem Weg gut kommunizieren. → Ich war allgemein beliebt; es fällt mir leicht, für ein gutes Arbeitsklima zu sorgen.

Wenn das Ihre Antworten wären, hätten Sie schon einige Anregungen für mögliche neue Arbeitsbereiche. Sie könnten mit diesen Talenten – unter anderem – ein Sekretariats-Büro gründen, als Telefoninterviewerin anheuern oder ein eigenes Call-Center eröffnen.

**2. Machen Sie aus Ihrem Hobby einen Beruf.**

Möglicherweise gehen Sie schon lange einem speziellen Interesse nach, ohne jemals daran gedacht zu haben, dass man damit auch seinen Lebensunterhalt verdienen könnte. Die wachsende Zahl von Weinhandlungen, aber auch Geschäften für Antiquitäten, Briefmarken, Spielzeugeisenbahnen, Puppen oder Anglerbedarf gehört zu einem großen Teil Leuten, die sich damit einen Traum erfüllt haben oder denen das Schicksal irgendwann einen Schubs in diese Richtung gab.

**3. Suchen Sie Marktlücken.**

Natürlich macht es wenig Sinn, dort einen Anglerladen aufzumachen, wo schon drei andere vor sich hin dümpeln. Erfolg versprechender sind wirklich innovative Ideen[14], die heute immer häufiger mit dem Internet zusammenhängen. Aber auch konventionelle Ideen können funktionieren, wenn es dafür lokal eine Marktlücke gibt. In einem Neubaugebiet, dessen Wohnungen überwiegend zu klein für Waschmaschinen sind, kann ein Waschsalon brummen, speziell wenn die Waschküchen in den Kellern ungemütlich sind.

**4. Lernen Sie etwas Neues.**

Wenn Sie plötzlich ohne Job dastehen - aber auch wenn es Ihr(e) Liebste(r) war, der (die) verschwand -, ist es immer eine ausgezeichnete Idee, etwas Neues zu lernen. Eine Sprache, ein Musikinstrument, eine Sportart - irgendetwas, was Sie vielleicht schon lange tun wollten und was Volkshochschulen, Universitäten und andere Institutionen oft gratis oder zu moderaten Preisen anbieten. Dabei werden Sie auf andere Gedanken kommen und neue Leute kennen lernen. Fast noch wichtiger aber ist, dass Sie sich auf diese Weise davon überzeugen können, dass Sie Ihr Leben auf eigene Faust wieder in den Griff kriegen. Außerdem lenken Sie Ihre Aufmerksamkeit von der Vergangenheit in die Zukunft: Neue Kompetenzen öffnen ganz neue Türen.

**5. Werden Sie Zauberlehrling.**

Wenn Ihnen partout nichts einfällt, was gleichzeitig Spaß machen würde und Erfolg versprechend aussieht, dann kann das daran liegen, dass für Sie das

WAS weniger ausschlaggebend ist als das MIT WEM. Kennen Sie jemanden in Ihrem Bekanntenkreis, vielleicht sogar nur indirekt über Dritte oder vom Hörensagen, den Sie rundum bewundern, in dessen Nähe Sie sich wohl fühlen und von dem Sie glauben, etwas lernen zu können? Und könnten Sie für eine Weile von Erspartem oder der Arbeitslosenunterstützung leben? Dann bieten Sie dieser charismatischen Figur persönlich, über einen Vermittler oder in einem Brief an, eine beschränkte Zeit gratis für sie zu arbeiten, sich mit und bei allem, was erforderlich ist, irgendwie nützlich zu machen, als Fahrerin, als Sekretärin, als »Mädchen für alles«. In einem solchen Angebot steckt so viel Schmeichelhaftes, dass es kaum jemand ablehnen kann. Und bedenken Sie, was Sie da alles lernen könnten!

**6. Lesen Sie Zeitung.**

Auch diese Empfehlung braucht nicht viele Erklärungen. Aber sie wird von den Autorinnen Carole Hyatt und Linda Gottlieb mit der hübschen Geschichte von John Brademas illustriert. Brademas war den größten Teil seines Lebens Abgeordneter im amerikanischen Kongress gewesen, als er 1980 die Wahl gegen einen Konkurrenten verlor. Zwei Tage vor seiner Niederlage hatte er zufällig in der Zeitung gelesen, dass die Universität von New York einen neuen Präsidenten suchte. Schon am Tag nach der Abfuhr begann er, seine Beziehungen spielen zu lassen – er bekam den Job.

## Der menschliche Faktor

Ein Beispiel für extrem zielgerichtetes Networking erzählt die englische Schriftstellerin Doris Lessing. Sie wuchs in Rhodesien (dem heutigen Zimbabwe) auf und heiratete in den Kriegsjahren einen aus Deutschland geflohenen deutschen Kommunisten, um ihn vor der Ausweisung zu bewahren. Dieser ging den ganzen Krieg über einmal pro Woche mit einem ziemlich unangenehmen Regierungsbeamten in einen Pub. Auf die Frage seiner Freunde, warum er das tue, antwortete er, das sei der Mann, der nach dem Krieg über seine weitere Aufenthaltsgenehmigung zu bestimmen habe. 1945 wurden andere Flüchtlinge ausgewiesen, Lessing aber konnte bleiben.

Wenn Sie Ihre Form des Networking weniger zynisch angehen als Herr Lessing, werden Sie vielleicht nicht nur Ihr Ziel erreichen, sondern darüber hinaus auch einen Gewinn bringenden Austausch mit netten und interessanten Leuten erleben. Für Ihre Resilienz ist es am besten, wenn die Menschen, denen Sie sich anvertrauen, mitfühlend sind und wirklich Ihr Wohl im Auge haben. Bleiben Sie in einem Kreis, der Ihnen Mut macht und Sie an Ihre Stärken erinnert. Vor allem in Krisenzeiten sollten Sie Menschen meiden, die Sie verunsichern und destruktiv kritisieren.

Nebenbei bemerkt haben nur wenige Leute das Talent, sich auf Dauer mit Leuten zusammenzutun, die sie im Grunde nicht leiden können.

Dieser »menschliche Faktor« ist auch schuld daran, dass selbst die beste Planung manchmal nichts ausrichten kann: Studien haben ergeben, dass Chefs bevorzugt Leute einstellen, die ihnen ähneln, und dass sie von ihren Angestellten diejenigen am ehesten fördern, die sie an ihre eigene Jugend erinnern. Die Triebfeder ist das meist unbewusste Gefühl: »So war ich selbst vor zwanzig Jahren«, oder: »Das könnte meine Tochter (mein Sohn) sein.« Zwischen diesen beiden Extremen, dem kühlen Strategen und dem sentimental entscheidenden Chef, liegt Ihr persönlicher Handlungsspielraum. Für den Verlauf Ihrer Karriere ist Ihr eigener Einsatz ebenso wichtig wie der richtige Moment, der günstige Zufall, die richtige »Chemie« oder die betrübliche Tatsache, dass Sie Ihren potenziellen neuen Chef allzu sehr an seine geschiedene Frau erinnern – Sie werden nie erfahren, warum er Sie nicht genommen hat, aber wenn einmal etwas schief läuft, sollten Sie auch solche Erklärungen in Betracht ziehen. Das ist resilientes Verhalten.

## Mathias Döpfner: Man müsste Klavierspielen können

Manche der großen Profiteure eines erstklassigen Netzwerks scheinen wahre Stehaufmännchen zu sein. Nehmen Sie Mathias Döpfner. Er ist als Sohn eines bekannten Architekten in Frankfurt und Boston aufgewachsen, hat Musikwissenschaften studiert und die Tochter eines ehemaligen Vorstands der Deutschen Bank geheiratet. Beruflich landete er einen Flop nach dem anderen und schaffte es dennoch, nach jedem Desaster weiter aufzusteigen – wie man ausführlich im *Stern*[15], aber auch in vielen Tageszeitungen lesen konnte. Jedem anderen hätte einer seiner Misserfolge genügt, um auf ewig in der Versenkung zu verschwinden, doch an dem klassischen Teflon-Mann Döpfner blieb bisher nie etwas hängen. Seine Laufbahn ist bemerkenswert: Die erste große Aufgabe, an der er auch gleich scheiterte, war, als Chefredakteur die *Wochenpost* neu zu strukturieren. In der Folge verlor die Zeitung an Auflage, wurde verkauft und schließlich eingestellt. Als Nächstes wurde er Chefredakteur der *Hamburger Morgenpost*, auch deren Neugestaltung misslang ihm, auch deren Auflage sank, auch sie wurde schließlich verkauft. Doch wieder fand Döpfner jemanden, der an ihn glaubte. Er durfte sich an die Neugestaltung der *Welt* heranmachen. Das ging auch daneben, die *Welt* wurde mit der *Berliner Morgenpost* zwangsfusioniert. Ob das eine glückliche Lösung ist oder nicht, sie hat Herrn Döpfner nicht geschadet, denn er hat schon wieder eine neue Aufgabe: Jetzt ist er Vorstandsvorsitzender des Axel Springer Verlags. Dieses Mal ist es kein Geheimnis, wem er diesen Posten verdankt: Die aktive und mächtige Verlegerwitwe Friede Springer soll von Herrn Döpfner ganz hingerissen sein – von seinem Auftreten, seinen Repräsentationstalenten sowie von seinem Klavierspiel. Diese Auswahlkriterien klingen eher nach der Charakterisierung eines Traumschwiegersohns als nach einem kompetenten Vorstandsvorsitzenden, aber Frau Springer ist eben auch nur eine Chefin – siehe die Beispiele oben!

## Echte und eingebildete Hindernisse überwinden

Ein Netzwerk kann lebensrettend sein, wenn man dazugehört – und geradezu lebensgefährlich, wenn man als Außenseiter mit ihm in Konflikt gerät. Es kommt immer wieder vor, dass Gruppen ihre gemeinsame Macht nutzen, um jemanden auszugrenzen. Am deutlichsten wird das beim Mobbing. Wer »anders ist als die anderen«, neu in der Gruppe, nicht so gut wie die anderen oder viel besser als sie, wird im schlimmsten Fall zum Anlass für die Stammgruppe, nach außen Macht zu demonstrieren und nach innen ihr Zusammengehörigkeitsgefühl zu stärken. Nicht selten entspricht es der Firmenpolitik, die Konkurrenz unter den Mitarbeitern zu schüren. Das bedeutet dann für alle: Dein Erfolg ist mein Misserfolg. Landet man in einem solchen Betrieb, sucht man am besten schleunigst das Weite.

Falls Sie selbst das Gefühl haben, dass Sie das Opfer von Mobbing sind, sollten Sie die Situation genau prüfen, bevor Sie etwas unternehmen. Manchmal glaubt man nämlich nur, dass andere tuscheln, sich lustig machen oder Gemeinheiten planen. Es ist für Ihre weitere Zukunft wichtig, dass Sie sich selbst gegenüber gerade in einer solchen Situation kritisch bleiben.

Sehr entlastend kann es sein, nach anderen Erklärungsmöglichkeiten für das Verhalten der Kollegen zu suchen, das Sie im Moment nur als gegen Sie persönlich gerichtet empfinden. Denken Sie an die Möglichkeiten, die Situation mit Reframing und Umkehrung (aus dem Stehaufmännchen-Kapitel) aus einem anderen Blickwinkel zu erkunden.

Denken auf unterschiedlichen Ebenen schafft Distanz und stärkt Ihre Resilienz. Wenn Sie allerdings sicher sind, dass Ihre Wahrnehmungen Sie nicht täuschen, sollten Sie Ihre Kolleginnen und Kollegen direkt auf Ihre Beobachtungen ansprechen. Holen Sie sich auch die Unterstützung des Vorgesetzten bei einer solchen Besprechung: Misstrauen schafft Enge. Offenheit wirkt entwaffnend.

### Astronauten-Übung

Gegen das Schmoren im eigenen Saft hilft es, sich die Erde so vorzustellen, wie Astronauten sie aus einigen Dutzend Kilometer Höhe sehen. Und nun suchen Sie auf dieser Kugel Ihren eigenen Punkt, sich selbst … das relativiert, nicht wahr?
Ähnlich wirkt der Blick in unsere Milchstraße in einer klaren Nacht.
Genießen Sie die klaren Nächte …

## Fußspuren im Sand

Auch der Glaube an Gott oder eine höhere Ordnung der Dinge gehört zum Netzwerkgedanken, da viele Menschen in der Religion und der Spiritualität Kraft und Trost finden. Religiöse Menschen empfinden ihre Bindung an Gott oft wie einen Dialog, einen Austausch, der Vertrauen und Geborgenheit gibt. Doch auch sie müssen nach Lösungen suchen und sich Ziele setzen.

## Jürgen Fliege: Der Menschenflüsterer

Jürgen Fliege ist ein Pfarrer, der seinen Glauben an Gott besonders öffentlich lebt. In seiner Talkshow erörtert er Tag für Tag menschliches Leid und versucht dabei unentwegt, so etwas wie Gottvertrauen zu predigen. Was immer man von Fliege halten mag, er hat etwas geschafft, was in unserer materialistisch ausgerichteten Gesellschaft durchaus bemerkenswert ist: In einem gewissen Rahmen ist es wieder salonfähig geworden, sich zu seiner Religiosität zu bekennen.

In seiner Autobiografie erzählt Fliege viel darüber, wie er mit dem Kummer und den Sorgen anderer Menschen umgeht. Aber er gibt auch Auskunft über seine eigenen Wunden, seinen strengen, gewalttätigen Vater, über Einsamkeit, Schüchternheit, Schulprobleme und Schwierigkeiten mit Mädchen. Sein großer Trost war ein wunderbarer Großvater. Er war es auch, der den Wunsch in ihm weckte, Pfarrer zu werden. Fliege erzählt dazu folgende Geschichte:

Er ist vier Jahre alt, es ist der 28. Februar, der Geburtstag des Großvaters. Das Haus duftet nach warmem Kirschkuchen, die Gratulanten trudeln ein, doch der Großvater serviert ihnen die Plätzchen, die von Weihnachten übrig geblieben sind – der wunderbare, verführerisch duftende Kirschkuchen bleibt unangetastet. Der kleine Jürgen wird immer ungeduldiger, er will endlich sein ersehntes Stück Kuchen haben, doch der Großvater vertröstet ihn. Er müsse noch etwas Geduld haben. Dann klingelt es wieder an der Tür, der Pastor tritt ein. Nun weiß der Knirps, warum der Großvater gewartet hat. Das erste Stück Kuchen ist dem Pastor vorbehalten. »In diesem Moment begreife ich die Weltordnung meines Großvaters: Die wichtigste Person in seinem Leben bin gar nicht ich, sondern der Geistliche. Der kriegt das erste Stück. Mit Schlagsahne, versteht sich! Von da an weiß ich, was ich werden will: Pfarrer!«[16] Wie ernst es ihm damit war, konnte er damals natürlich nicht wissen.

Das scheue, ständig vom Vater verprügelte, in Angst und Schrecken gehaltene Kind erlebt in dieser Szene mehr als nur die Hochachtung, die sein geliebter Großvater mit diesem Warten dem Pfarrer erweist. »Mein Großvater ist ein mächtiger Mann. Aber er kennt einen noch mächtigeren hier auf Erden. Oben, über ihm, ganz oben! Genau da will ich hin. Das wäre doch was. Keinen mehr über sich, vor dem man sich fürchten muss. Sogar mein Vater müsste kuschen.«[17]

Diese kindliche Sehnsucht nach Schutz und der Glaube, dass es Hilfe und Unterstützung gibt, spornen ihn später immer wieder an, auf dem einmal eingeschlagenen Weg zu bleiben. Wie er anschaulich beschreibt, war sein Leben damals von Angst, Hoffnung und Glauben geprägt:

»Nur noch einer über mir. Doch von dem wusste ich immer: Er schlägt nicht. So wenig, wie Großvater schlägt. Er ist nicht neurotisch. Er ist kein Erzieher, der mit Zuckerbrot und Peitsche das Leben ordnen will. Und er ist auch kein Kaufmann, für den alles seinen Preis hat. Der Vater ist ein richtiger Vater. Einer, der aufrichtet.«[18]

Und so schaffte es Jürgen Fliege, obwohl er Legastheniker ist und bis zum Abitur dreimal sitzen blieb, Pfarrer zu werden und in der ARD eine Talkshow zu bekommen, mit der er seit 1994 fünfmal pro Woche auf Sendung geht.

Nicht alle können eine Niederlage mit dem Vertrauen in Gottes Hilfe, Güte und Allwissenheit hinnehmen, doch wer das tut, kommt mit vielen Widrigkeiten des Lebens besser zurecht, weil drei Stützen der Resilienz – der Optimismus, die Akzeptanz und die Gewissheit, einer zuverlässigen Gemeinschaft anzugehören – untrennbar zum gläubigen Menschen gehören.
Doch gleich welcher Glaubensrichtung ein Mensch angehört, zu jedem spirituellen Pfad gehören auch Zweifel und Einsamkeitsgefühle. Immer wieder einmal fühlt sich der Gläubige von seiner Kraftquelle abgeschnitten, von Gott, vom Lehrer, vom Leben verlassen. Eine solche schwierige Situation schildert die folgende tröstliche Sufi-Geschichte:

Ein Mann sieht Fußabdrücke im Sand, manchmal zwei, manchmal vier Füße. In die Betrachtung versunken, erkennt der Mann, dass sich in diesen Spuren sein Leben abbildet. Er war zusammen mit Gott gelaufen, und nun stellt er fest, dass in den wirklich schwierigen Abschnitten seines Lebens nur ein Paar Füße zu sehen ist. Darum beklagt er sich bei Gott: »Warum warst du in den schweren Zeiten meines Lebens, als ich dich am meisten brauchte, nicht da?« Gott antwortete: »Ich war da. In diesen Zeiten habe ich dich auf meinem Rücken getragen!«

## Das Salz des Lebens

> Eine Menge Leute haben Angst zu sagen, was sie möchten. So bekommen sie auch nicht, was sie wollen.
>
> *Madonna*

Freundschaft, sagt ein altes Sprichwort, ist das Salz des Lebens. Und es stimmt, dass die Beziehung zu anderen Menschen oftmals über unsere Lebensqualität entscheidet. Das gilt im Guten wie im Schlechten, denn so heilsam die Verbindungen zu unseren engsten Verwandten und Freunden sein können, so viel Leid können sie uns auch bescheren. Glückliche gemeinsame Momente voll Flow können in Sekundenschnelle in Ärger und Schmerz umschlagen. Diese grundsätzliche Unplanbarkeit menschlicher Beziehungen macht vielen Menschen Angst, daher der zynische Spruch: »Jeder menschliche Kontakt ist eine Unvorsichtigkeit.« Doch selbst wenn wir von anderen verletzt werden, können wir nicht von ihnen lassen. Wir sind Wiederholungstäter, weil wir soziale Wesen sind. Menschen brauchen einander, und indem sie immer wieder optimistisch aufeinander zugehen, beweisen sie ihre Resilienz.

Es gibt Menschen, die eine Menge Freunde um sich herum zu haben scheinen, und es gibt Menschen, die keine Freunde haben. Wenn es darauf ankommt und es wirklich brennt, kann es passieren, dass beide allein sind. Das ist niemandem zu wünschen, aber es passiert doch häufig, dass gerade dann, wenn man Freunde am nötigsten braucht, niemand da ist, der uns beisteht. Solche Situationen offenbaren die eigentliche Realität, dass letztlich jeder seine Entscheidungen allein fällen muss, auch wenn er sich zuvor mit anderen berät. Jeder muss seine seelischen Wunden selbst ausheilen, auch wenn andere ihm, um im Bild zu bleiben, die Verbände anlegen und wechseln.

Diese Einsicht muss nicht bitter sein, denn sie kann dazu führen, dass man das Talent entwickelt, das Alleinsein nicht nur zu ertragen, sondern es auch zu genießen. Vielleicht erinnern Sie sich an die vorangegangenen Kapitel und an die Einsicht, dass es letztlich nicht die konkreten Umstände sind, die uns unglücklich machen, sondern unsere Interpretation der Wirklichkeit. Wir bestimmen, mit welchen Augen wir unsere Wirklichkeit sehen wollen, und wir bestimmen, wie wir uns damit fühlen.

Warum sollte jemand, der allein lebt, aber generell unglücklicher sein als jemand, der in einer Partnerschaft lebt? »Glücksempfinden«, sagt Stefan Klein, der Autor der ›Glücksformel‹, »kommt hauptsächlich aus uns selbst heraus.«[19] Warum sollte man unglücklich sein, wenn man allein vor sich hin bügelt, Blumen umtopft, am Computer spielt, liest oder ein Kreuzworträtsel macht. Menschen sind unterschiedlich. Zufriedenheit und Flow gibt es mit anderen, aber auch allein. Wie wir mit unserem Leben zurechtkommen, hängt von unserer Haltung ab.

Trotzdem ist es in Krisensituationen für die meisten Menschen leichter, wenn sie jemanden in der Nähe haben, der ihnen beisteht, der ihnen zuhört und das Gefühl vermittelt, trotz allem liebenswert zu sein. Es müssen nicht viele Menschen sein, die Anzahl sagt nichts über die Qualität der Unterstützung aus. Doch manches ist leichter, wenn man es zu zweit erlebt – Trauriges und Schönes.

Ein soziales Netz ist immer auch ein Stützsystem. Dazu gehören nicht nur die Familie, Freunde, Bekannte, sondern auch Profis wie Ärzte, Psychologen, Masseure, vielleicht die Kosmetikerin, die Friseurin und der Fitnesstrainer. Deren Rolle und Bedeutung in Ihrem Leben mag sehr unterschiedlich sein, aber in bestimmten Situationen kann jeder und jede von ihnen für Sie eine große Entlastung und Unterstützung sein.

Interessant ist die Gemeinsamkeit von Flow, Resilienz und einem erfüllten Leben: Etwas fällt uns in den Schoß, doch für den Rest müssen wir selbst sorgen. Und das schaffen wir am besten, wenn wir unsere Selbstwahrnehmung steigern, negative Emotionen kontrollieren und die Sieben Säulen stärken. Eine davon ist ein funktionierendes Netzwerk, das uns schützt und uns das Gefühl vermittelt, einen festen Platz im Leben zu haben. So bringt soziale Stabilität auch emotionale Stabilität mit sich.
Wir brauchen andere Menschen, und manchmal brauchen wir deren Hilfe. Wenn wir klug sind, bitten wir darum. Denken Sie an Paul Watzlawicks Mann mit dem Hammer, aber beherzigen Sie auch diesen Spruch von Louise Beal:

> **Liebe deine Nachbarn wie dich selbst,**
> **aber suche sie dir sorgfältig aus.**

# Fragebogenauswertung für die 6. Säule: Netzwerkorientierung

Tragen Sie Ihre Antworten (also jeweils Zahlen zwischen 1 und 7) auf dem entsprechenden Platz auf der linken Spalte ein und zählen Sie alles zur Summe zusammen.
*Das ergibt Ihre positive Summe.*
Tragen Sie dann Ihre Antworten (also jeweils Zahlen zwischen 1 und 7) auf dem entsprechenden Platz in der rechten Spalte ein und zählen Sie ebenfalls alles zur Summe zusammen.
*Das ergibt Ihre negative Summe.*

| | | | |
|---|---|---|---|
| Nr. 1 | | Nr. 8 | |
| Nr. 15 | | Nr. 22 | |
| Nr. 29 | | Nr. 36 | |
| Nr. 43 | | Nr. 50 | |
| Nr. 57 | | Nr. 64 | |
| Pos. Summe | | Neg. Summe | |

Addieren Sie die Zahl 40 zu Ihrer positiven Summe. Ziehen Sie die negative Summe davon ab.
Das Ergebnis ist Ihr Punktwert für **Netzwerkorientierung.**

**Punktwert über 54:**
Glückwunsch! Sie liegen in den oberen 25 Prozent.

**Punktwert zwischen 48 und 54:**
Damit liegen Sie immer noch in der oberen Hälfte, und zwar im zweitoberen Viertel. Sehr erfreulich!

**Punktwert zwischen 39 und 47:**
Kein Grund zur Besorgnis. Sie liegen damit in der unteren Hälfte, aber noch nicht im unteren Viertel. Trotzdem sollten Sie Ihre Fähigkeiten als Netzwerker und Ihre Offenheit für Kontakte überprüfen.

**Punktwert unter 39:**
Sie sollten das Netzwerk-Kapitel vielleicht ein zweites Mal lesen und dabei überlegen, ob Sie sich als Einzelgänger wirklich am wohlsten fühlen.
»Der Starke ist am mächtigsten allein.« Dieser Satz von Schiller ist als Lebensmotto riskant. Und ist er Ihrer Wirklichkeit angemessen? Es ist nichts dagegen einzuwenden, wenn Sie Kleinigkeiten mit sich selbst abmachen, statt andere damit zu belästigen. Doch wenn Sie Beistand brauchen, sollten Sie sich auch trauen, darum zu bitten. Natürlich macht das Zusammensein mit anderen meist mehr Spaß, wenn alle dabei leichtfüßig und von Problemen unbeschwert sind. Andererseits kann es eine Beziehung ungemein bereichern, wenn man einander einmal seine Ratlosigkeit eingestanden hat und sich helfen lässt.
Falls Sie gerade bedächtig mit dem Kopf genickt haben, aber dennoch fest entschlossen sind, weiterhin Selbstversorger zu bleiben und für alle Fälle Ihr Notstrom-Aggregat im Keller zu pflegen, hat das vermutlich einen der folgenden drei Gründe.

Am unbedenklichsten (und am schwersten zu beeinflussen) ist Introversion: Vielleicht fühlen Sie sich allein schlicht am wohlsten. Das gibt es, und es ist an sich weder gut noch schlecht – wenn auch der Resilienz nicht besonders zuträglich. Doch stellen Sie sich der Frage im vollen Umfang: »Fühle ich mich wirklich wohl in meiner einzelgängerischen Haut – oder habe ich in Wirklichkeit große Sehnsucht nach vertrauensvollen Kontakten und trau mich nur nicht?«

Ihre Distanz zu anderen Menschen kann auch einen anderen Grund haben: Vielleicht lassen Sie sich höchst ungern in die Karten gucken und meiden deshalb Kontakte. Vielleicht fürchten Sie, man könnte entdecken, wie Sie »wirklich sind«, und Sie dann nicht mehr respektieren. Doch ist es wirklich so gefährlich, wenn einige Freunde über einige Ihrer Schwächen Bescheid wissen? Und kennen sie sie nicht sowieso schon, obwohl Sie sich so bemüht haben, sie zu kaschieren?

Der dritte Grund könnte sein, dass Sie einmal schwer enttäuscht worden sind und sich deswegen geschworen haben: »Nie wieder!« Doch können Sie aus einem oder auch mehreren schlechten Erfahrungen wirklich ein für alle Mal schließen, dass niemandem zu trauen ist? Oder haben Sie sich einfach ungeschickt angestellt, die Falschen ausgesucht, einen ungünstigen Zeitpunkt erwischt oder völlig überzogene Erwartungen gehabt?

Vielleicht beschließen Sie ja, dass ein kleines Netz doch ganz schön wäre. Und vielleicht gibt es in Ihrer Nähe sogar jemanden, mit dem Sie sich ein bisschen beraten könnten.

# 7. Säule: Zukunftsplanung
# Der nächste Winter kommt bestimmt

Sollte in Ihrem Kopf die Vorstellung herumgeistern, dass resiliente Menschen gemütlich herumsitzen und auf den Tag warten, an dem alle guten Dinge auf sie herabregnen, dann täuschen Sie sich. Gerade resiliente Menschen zeichnen sich durch eine umsichtige Zukunftsplanung aus, mit der sie versuchen,

- absehbaren Schwierigkeiten vorzubeugen,
- sich rechtzeitig Alternativen zu ihrem jetzigen Leben zu überlegen sowie
- Visionen davon zu entwickeln, wie sie künftig leben und arbeiten wollen.

Jeder weiß natürlich, dass nicht immer alles klappt, was man sich vornimmt. Doch im Gegensatz zu vielen, die das wissen, es aber in ihrem Alltag dennoch nicht bedenken, bleiben sich die Resilienten dieses Wissens bewusst. Sie machen nicht nur hochfliegende Pläne, sie klopfen sie auch gründlich auf Schwierigkeiten ab, die in der Konzeption und deren Durchführung liegen könnten – und sie überlegen dabei auch gleich, ob es Lösungsmöglichkeiten gibt.

## Nach dem Planen ist vor dem Planen

Kein Leben lässt sich lückenlos kontrollieren und lenken, selbst über kurze Spannen nicht. Daher ist auch die penibelste Planung keine Versicherung gegen erfreuliche wie unerfreuliche Überraschungen und Wendungen. Eine Planung beschert nur dann mehr Flexibilität, wenn sie sich nicht stur auf einen einzigen, ganz bestimmten Weg versteift, sondern daneben noch mindestens eine alternative Route vorsieht.
Bis man bei dem optimalen Plan angekommen ist, werden viele Optionen geprüft und auch wieder verworfen. Das hat den wichtigen Nebeneffekt, dass Kritik an der endgültigen Konzeption oder eine unerwartete Wendung bei deren Umsetzung nicht zu kopfloser Panik führen. Stellen Sie sich eine Gymnasiastin vor, die für ein Jahr nach Australien gehen möchte. Idealerweise wird sie grob durchkalkulieren, was ein solches Jahr kosten und woher das Geld kommen könnte, sich über verschiedene Möglichkeiten des organisierten Austauschs informieren, Deutsche suchen, die als Schüler schon dort waren, sie um Kontaktadressen bitten usw. So kann sie die Bedenken ihrer Eltern systematisch ausräumen und wäre – falls sie es bei ihrer australischen Gastfamilie nicht aushält – in Australien nicht völlig auf sich gestellt.
Man kann nur präzise planen, wenn man genau weiß, was man will. Dazu gehört ein Ziel, über das man gründlich nachgedacht hat: Es muss erreichbar und mit den Neigungen und Talenten des Wünschenden vereinbar

sein. Außerdem müssen Ziel und Aufwand in einem - kaufmännisch ausgedrückt - vernünftigen Kosten/Nutzen-Verhältnis zueinander stehen.
Meiden Sie also Ziele, die außerhalb Ihrer Möglichkeiten liegen. Wenn Sie unbedingt ein wirklich schönes Bergpanorama sehen möchten, sollten Sie sich als untrainierter Flachländer lieber einen Hubschrauber mieten, als den Aufstieg in die Eigernordwand zu wagen. Meiden Sie Bereiche, von denen Sie nichts verstehen und die Ihnen widerstreben - wenn Sie schon den Überblick über Ihr eigenes Konto verlieren, könnte eine Beförderung in die Buchhaltung keine Beförderung, sondern der Anfang Ihres beruflichen Endes sein. Suchen Sie also etwas, das zu Ihnen, Ihren Talenten und Ressourcen passt und Ihnen zudem wirklich am Herzen liegt.
Jede Planung stellt eigene, konkrete Anforderungen. Nehmen wir an, Sie wollen Ihren Geburtstag feiern. Bevor die konkrete Planung beginnen kann, müssen viele Dinge im Vorfeld geklärt werden: Was für eine Art von Fest wollen Sie? Wie viele Gäste sollen kommen? Was darf es kosten? Wo soll es stattfinden? Die Frage, die Sie als erste beantworten, wird die Antwort auf die anderen mitbestimmen: Ein großer Saal bedeutet viele Gäste, ein kleines Budget entweder wenig Gäste oder die aktive Mithilfe von Freunden bei der Ausrichtung.
Sehen Sie sich die folgenden Vorhaben an und überlegen Sie, mit welchen Schritten sie deren Planung beginnen würden und welche Konsequenzen das jeweils hätte: eine Urlaubsreise, eine Diät, eine Hochzeit, eine Schwangerschaft, einen beruflichen Wechsel, eine finanzielle Alterssicherung, die adäquate Versorgung der gebrechlichen El-

tern oder die Suche nach der besten Schule für Ihr Kind. Wenn Sie sich mit diesen Themen eine Weile beschäftigen, werden Sie erstens feststellen, dass es keine Entscheidung gibt, die von einer anderen unabhängig ist, und Sie werden sich zweitens selbst auf die Schliche kommen:

- Setzen Sie solche Planungsspiele unter Stress, oder fallen Organisationsdinge Ihnen leicht?
- Planen Sie optimistisch oder pessimistisch? Woran können Sie das erkennen?
- Denken Sie an die Details und verlieren dabei das übergeordnete Ziel aus dem Blick?

Wenden Sie sich nach diesem Probelauf Ihrem eigenen Projekt zu und stellen Sie sich folgende Fragen:

- Was ist das Ziel?
- Aus welchen Komponenten besteht das Projekt?
- In welcher Rangfolge stehen die einzelnen Komponenten?
- Wie ist die allgemeine/meine spezielle Situation?
- Welche Vor- und Nachteile spielen eine Rolle?
- Welche Möglichkeiten ergeben sich daraus?
- Welche Strategien folgen daraus?
- Wie beschaffe ich mir die notwendigen Informationen?
- Wer könnte mir helfen?
- Brauche ich darüber hinaus weitere Kontakte?
- Welche Aufgaben kann ich delegieren?
- Welche muss ich selbst erledigen?
- Wie soll der Zeitplan aussehen?

Wenn Sie den vermeintlichen Kleinkram nicht unbeachtet lassen, wird Ihre Planungssicherheit ebenso zunehmen wie Ihre Resilienz. Ganz nebenbei werden Sie Stressfaktoren in Ihrem Leben reduzieren, einige vielleicht sogar eliminieren können: Vielleicht ist es besser, die Telefonrechnung gleich zu bezahlen, statt Wochen später hektisch zu versuchen, die bevorstehende Abschaltung abzuwenden. Vielleicht hätten Sie sich für eine andere Stelle entschieden, wenn Sie vor Ihrer Zusage einen Blick in den Fahrplan der öffentlichen Verkehrsmittel geworfen hätten – dann stünden Sie nicht vor dem Problem, sich entweder ein Auto zu kaufen oder weiterhin morgens und abends dreimal umzusteigen.

## Wer zu spät kommt ...

»Wer zu spät kommt, den bestraft das Leben«, sagte Michail Gorbatschow 1989. Dieser Satz war ein letzter Wink mit dem Zaunpfahl an die Regierung der DDR, umgehend grundsätzliche Reformen in Angriff zu nehmen. Der mittlerweile zu einem geflügelten Wort gewordene Satz könnte auch das Motto einer umsichtigen Zukunftsplanung sein, die durch die rechtzeitige Planung von Alternativen vor unliebsamen Konsequenzen bewahrt.
Alternativen vergrößern die Erfolgschancen, was wiederum zu positiven Erwartungen und größerem Selbstvertrauen führt – das wiederum stärkt die Resilienz. Eine solide Planung vermittelt das Gefühl, vor Überraschungen

einigermaßen gewappnet zu sein, während schlampige Vorarbeiten Gefühle des Ausgeliefertseins und der Hilflosigkeit auslösen, die oft Angst nach sich ziehen.

Wer nichts über die Beschaffenheit des Baugrunds weiß, sollte dort kein Haus planen oder gar bauen. So kann auch niemand seine nähere oder fernere Zukunft planen, der nicht weiß, wie der Grund beschaffen ist, auf dem er oder sie gegenwärtig steht. Daher ist eine gründliche Bestandsaufnahme unabdingbar, in der die Stärken und Schwächen der eigenen Person wie der gegenwärtigen Lage aufgelistet werden. Zu einer seriösen Planung gehört der Blick auf unklare Verhältnisse genauso wie auf ungeliebte Bereiche, die man bevorzugt verdrängt.
Wenn Sie all das bedacht und einen vernünftigen Plan gemacht haben, sollten Sie noch einen Schritt weitergehen – denn zu jedem guten Plan gehört mindestens eine Alternative. Spielen Sie also bei jedem Vorhaben in Gedanken die Alternativen gleich mit durch. So werden Sie nie in die Situation gebracht, keine andere Wahl mehr zu haben.
Es wird Ihnen viel Angst nehmen und Sie immens erleichtern, wenn Sie neben dem bevorzugten Plan A auch noch einen Plan B in der Tasche haben. Der mag nur zweite Wahl sein, aber er ist immerhin eine Alternative, und Sie haben nicht das Gefühl, in einer aussichtslosen Falle zu stecken.

Vielleicht üben Sie ja erst einmal an den folgenden Beispielen, jeweils einen Plan A und einen Plan B zu entwickeln:

Was werden Sie tun, wenn

- Ihr Vermieter Eigenbedarf anmeldet, sobald sein Sohn mit dem Studium beginnt?
- Ihr verehrter Chef, der Sie immer gefördert hat, in drei Monaten die Firma verlässt?
- die Zahnarztrechnung kommt?
- die Renten weiter sinken?
- Ihr Sohn die Schule schmeißt?
- die Aktien, mit deren Ertrag Sie Ihren nächsten Urlaub finanzieren wollten, nicht steigen, sondern sinken?
- alles darauf hindeutet, dass Ihre Frau Sie verlässt?
- Ihr Partner stirbt?
- Ihre Eltern pflegebedürftig werden?
- Ihr Baby doch nicht so pflegeleicht ist, wie Sie es sich während der Schwangerschaft ausgemalt haben?
- der Aufstieg in Ihre Wohnung im vierten Stock Ihre Kräfte zu übersteigen beginnt?

Eine zusätzliche Unterstützung bei der Planung ist eine Visualisierung dessen, was Sie planen. Bereiten Sie sich gedanklich auf die zu erwartenden Konstellationen vor, indem Sie möglichst viele Aspekte der Situationen vor Ihrem inneren Auge durchspielen:

- Was wird passieren, falls ich ... mache?
- Wie wird er/sie darauf reagieren?
- Wie möchte ich reagieren?
- Was empfinde ich dabei?
- Wie kann ich die Situation steuern?
- Wie soll das Ergebnis aussehen, und wie werde ich mich dann fühlen?

Wenn Sie etwas in Gedanken schon ausprobiert haben, müssen Sie in der konkreten Situation nicht Entscheidungen aus der hohlen Hand fällen. Es ist ein bisschen wie beim Schleudertraining mit dem Auto. Sie lernen in einer kontrollierten Situation ein Verhalten so zu beherrschen, dass Sie in einer unkontrollierten Situation instinktiv das Richtige tun. »Was ohne physische Anstrengung [...] in entspannter Ruhelage eingeübt wird, sitzt später.«[1]

Zum umsichtigen Planen und Alternativensuchen kann auch eine Analyse Ihrer finanziellen Situation gehören. Manchmal entscheidet allein schon die kühle Aufaddierung der bestehenden finanziellen Verpflichtungen darüber, ob man ein bestimmtes Projekt weiterverfolgen kann oder nicht. Daher gehört zur Zukunftsplanung unbedingt eine Überprüfung Ihres Umgangs mit Geld. Sind Ihre Finanzen in Ordnung? Kennen Sie *all* Ihre festen Kosten – Miete, Telefon, Auto, Versicherungen usw.? Haben Sie einen Überblick über Ihre flexiblen Kosten – Garderobe, Urlaube, Sport, Restaurants, Kinobesuche usw.? Falls nicht alle diese Bereiche wirklich wohl geordnet sind – haben Sie schon die Alternativen im Visier?

## Das Glück anderswo suchen

Spätestens wenn Sie schon längere Zeit unzufrieden sind oder das Glück sich scheinbar für immer aus dem Staub gemacht hat, dann ist es Zeit, nach Alternativen Ausschau zu halten. Es ist schlecht für Ihre Resilienz, wenn Sie sich in einer schwierigen Situation passiv verhalten.

Verlassen Sie die Opferrolle und finden Sie heraus, was Ihren Zustand verändern könnte.
Eine gute Maßnahme gegen den Unwillen, konkret nach Alternativen zu suchen, ist das Zerlegen des Projekts in kleine Schritte. Wenn es um praktische Dinge geht, finden Sie heraus, was Sie – auch ohne besondere äußere Anreize – immer wieder gern tun.
Solche Überlegungen gelten selbstverständlich auch für Ihre Arbeit. Wenn Sie wissen, wie, wo und mit wem Sie gerne arbeiten, wird es Ihnen viel leichter fallen, sich für einen Beruf, eine Stelle oder eine Weiterbildung zu entscheiden. Hier einige Fragen, mit denen Sie sich selbst auf die Schliche kommen können:

- Unter welchen Bedingungen arbeiten Sie am besten?
- Zu welchen Zeiten?
- Allein? Oder mit anderen?
- Mit welchen Menschen sind Sie am liebsten zusammen?
- Wo möchten Sie leben?
- Was ist für Sie eine echte Belohnung? Materielles oder Immaterielles?
- Gibt es Erfolge, über die Sie sich nicht freuen?
- Gibt es Erfolge, über die Sie sich besonders freuen?

## Die Warteschleife

Was Sie gern tun und was Ihnen gut tut, ist richtig und stärkt Ihre innere Kraft. Nehmen Sie sich Zeit, um in Ruhe mögliche Alternativen durchzugehen. Behalten Sie dabei aber auch im Blick, ob Sie diese Zeit tatsächlich zur Entscheidungsfindung brauchen oder ob es sich vielleicht um schlichtes Aufschieben, eine typische Vermeidungsstrategie, handelt.

Dieser Unterschied ist wichtig, denn wenn es darum geht, etwas nicht zu tun oder etwas aufzuschieben, werden manche Menschen geradezu philosophisch. Sie dozieren über den Unterschied zwischen Chronos, der schnöden messbaren Zeit, und Kairos, dem richtigen, dem glücklichen Moment. Ob man das Rauchen aufgeben, zehn Kilo abnehmen oder eine unglückliche Beziehung verlassen will, alles, so lauten die leicht durchschaubaren Rationalisierungen, hat seine Zeit, und die sei im Moment eben – leider, leider – noch nicht gekommen. Sobald Sie merken, dass Sie kneifen, ist es Zeit für den genialen Slogan von Nike: JUST DO IT.

Das ist nun aber leider nicht immer möglich. Manchmal kann man nicht handeln, sondern muss warten, dass jemand anderes sich entscheidet. Ob Sie die in der letzten Woche besichtigte Traumwohnung bekommen, ob Ihr Mann sich für Sie oder seine Geliebte entscheidet – solche Entscheidungen liegen zumindest eine Zeit lang nicht im Rahmen Ihrer Einflusssphäre. Nun strapaziert wenig anderes die Resilienz so sehr wie erzwungenes Warten und die Notwendigkeit, sich in einer schwierigen Situation passiv verhalten zu müssen. Versuchen Sie, wenn irgend möglich, in der fraglichen Sache auf einer anderen Ebene aktiv zu werden, um sich aus dem unheilvollen Schwebezustand zu befreien. Sehen Sie sich andere Wohnungen an, kratzen Sie Ihr Geld zusammen und fliegen Sie eine Woche nach New York, wo Sie durch die Reize dieser

Stadt das Warten zumindest hin und wieder vergessen können. Kurz: TUN Sie etwas, damit Sie wieder zum Handelnden werden.

### Nachsorgender Katastrophenschutz

Etwas ist nicht so gelaufen, wie Sie es sich gewünscht haben – ein Fehlschlag, ein Misserfolg, Pech, ein Unglücksfall, was auch immer. Das deprimiert Sie. Der Sinn der folgenden Übung ist nicht, dass Sie sich darüber freuen, sondern dass Sie das Geschehene nicht als Katastrophe einordnen.
Beispiel: Sie haben sich irgendwo nicht nur beworben, sondern auch vorgestellt, sind aber nicht genommen worden. Nehmen wir ruhig an, dass der Job sehr gut zu Ihnen gepasst hätte, dass Sie ihn sich ohne weiteres zugetraut hätten, dass er erfreulich dotiert war. Und dass Sie außerdem nicht viele Alternativen haben. In einem solchen Fall ist es äußerst verständlich, dass Sie sich wie am Boden zerstört fühlen.
Hier setzt die Kognitive Verhaltenstherapie an und sagt Ihnen, dass zwischen dem auslösenden Ereignis (AE) – hier: ein Fehlschlag – und der Konsequenz (K) – hier: eine subjektive Katastrophe – immer ein Glaubenssatz (GS) steht. Und dieser Glaubenssatz hält einer rationalen Analyse NIE stand. Eine solche Analyse ist kein Zuckerschlecken, aber sie hilft, und Sie können sie im Notfall auch allein bewerkstelligen.

1. Suchen Sie das auslösende Ereignis, das Ihnen zurzeit überhaupt nicht aus dem Kopf geht, da es die

schrecklichsten Konsequenzen hatte. Bleiben wir beim obigen Beispiel: Sie haben einen attraktiven Job nicht gekriegt.

2. Suchen Sie nun nach den unausgesprochenen Regeln in Ihrem Glaubenssystem, die Ihnen sagen: *Das ist entsetzlich!*

   Solche Regeln können sein: »Ich muss jeden Job kriegen, um den ich mich bewerbe«; »Wenn ich diesen Job nicht kriege, werden mich alle für einen Versager halten«; »Wenn ich diesen Job nicht kriege, werde ich nie wieder einen kriegen«; »Nie wieder werde ich einen Job so wollen wie diesen, alles andere kann nur ein magerer Abklatsch sein«.
3. Nun kommt der schwierige Teil: Gehen Sie mit sich und Ihren Glaubenssätzen ins Gericht: Was ist an diesen Glaubenssätzen dran?

Höchstwahrscheinlich werden Sie den Glaubenssatz, der für Sie die entscheidende Rolle spielt, zumindest relativieren können. Vielleicht können Sie ihn sogar komplett entkräften.
Zum obigen Fall gäbe es zum Beispiel folgende Möglichkeiten: »Es passiert auch sehr guten Leuten reihenweise, dass ihre Bewerbungen fehlschlagen – warum sollte das bei mir anders sein?«
Oder: »Vielleicht werden einige meiner Bekannten weniger von mir halten, wenn sie von meinem Misserfolg erfahren. Aber alle?«

Dass Sie bei diesem Job nicht zum Zuge gekommen sind, erlaubt überhaupt keine Vorhersage bezüglich

Ihres nächsten Versuchs. Oder gar über Jobs, die noch gar nicht in Ihrem Blickfeld aufgetaucht sind. Vielleicht liegt das Eldorado hinter der nächsten Ecke – wo Sie es noch gar nicht sehen können. Und vielleicht war die Absage sowieso ein Glück, weil sich der Traumjob ja auch als Albtraum hätte entpuppen können ...

Mit der Relativierung oder noch besser der Entlarvung Ihrer falschen Glaubenssätze lässt sich dann besser leben. Außerdem haben Sie einen weiteren Beweis dafür, dass Sie sich nicht so schlecht fühlen müssen, wie Sie sich zur Zeit fühlen.

Resilientes Verhalten bedeutet auch, auf die Gründe für die eigenen Vermeidungen und Unfähigkeiten neugierig zu sein. Wer sich selbst besser kennen lernt, wird mit der Zeit seine Blockaden, Ängste und falschen Glaubenssätze erkennen, verstehen und auflösen können. Erinnern Sie sich an die Geschichte von den Monstern, die Pema Chödröns Freundin im Traum verfolgten? Wenn man sich traut, ihnen die Stirn zu bieten, schmelzen die schaurigen Fantasien oft wie Schnee in der Sonne.

## Andrea Fischer: Immer wieder neue Wege finden

Andrea Fischer wurde 1998 als jüngstes Mitglied der Regierungsmannschaft von Gerhard Schröder Gesundheitsministerin, trat aber bereits im Januar 2001 zurück, weil ihr Inkompetenz bei der Bewältigung der BSE-Krise vorgeworfen wurde. Dieser Schritt sei ihr, wie sie selbst sagt, schwer gefallen. Seit Oktober 2002 moderiert sie im Fernsehsender *n-tv* gemeinsam mit Claus Strunz, Chefredakteur der *Bild am Sonntag*, die Sendung »Grüner Salon«. In einem Zeitungs-Interview gab sie sehr offen darüber Auskunft, wie sie mit Veränderungen in ihrem Leben umgeht.[2] In diesem Gespräch erweist sie sich als ebenso flexible wie lebenskluge Frau und als ausgesprochen resiliente Person, die offenkundig alle sieben Säulen der seelischen Widerstandskraft bewusst oder unbewusst nutzt.

**1. Säule: Optimismus:** Andrea Fischer ist eine Optimistin, die Krisen für zeitlich begrenzt hält und überzeugt ist, dass sie selbst den Verlauf ihres Lebens beeinflussen kann. Sie stellt sich neuen Herausforderungen, ohne die Risiken zu übersehen. Sie sagt nicht nur: »Die Möglichkeit des Scheiterns muss man sich bei jeder neuen Aufgabe bewusst machen«, sondern sie sieht sogar die positive Seite des Scheiterns: »Die Erfahrung, auf die Nase gefallen zu sein, hilft einem fürs nächste Mal.«

**2. Säule: Akzeptanz:** Sie steht zu ihren negativen Gefühlen, kann sie aber hinter sich lassen. Es habe lange gedauert, den unfreiwilligen Rücktritt zu verarbeiten, und er sei mit den verschiedensten Gefühlen einhergegangen- vor allem mit Wut und Trauer.

**3. Säule: Lösungsorientierung:** Andrea Fischer ist lösungsorientiert, denn sie trifft Entscheidungen und formuliert Ziele: »Wichtig war für mich, glasklar die Entscheidung getroffen zu haben, keine Berufspolitikerin mehr sein zu wollen [...] Heute bin ich genau da angekommen, wo ich immer hinwollte.«

**4. Säule: Opferrolle verlassen:** Sie lässt sich nicht zum Opfer machen und geht bewusst mit Stress um (»Stressrauchen beim Arbeiten gibt es für mich nicht mehr«). Bemerkenswert auch, wie gut sie Distanz zu dem wahren kann, was über sie geschrieben und gesagt wird. Sie beherrscht die Kunst des Reframing: »Es wird zwar über meine Person geschrieben, aber am Ende meinen die nicht mich. Die meinen mich in meiner Rolle.« Und sie ist ein Stehaufweibchen. Auf die Frage, wie oft man neu anfangen kann, antwortete sie: »Sehr oft. Ich bin das beste Beispiel.«

**5. Säule: Verantwortung übernehmen:** Sie stellt sich ihrer Verantwortung, differenziert und sondiert unterschiedliche Anteile: »Dann stellt man sich die Frage: Was habe ich falsch gemacht, was die anderen.«

**6. Säule: Netzwerkorientierung:** Ihre Talente als Netzwerkerin beweist sie in ihrem neuen Beruf als Moderatorin und bei Ihrer Mitwirkung am Aufbau eines deutsch-kanadischen Universitätszentrums. Und als sei es ganz selbstverständlich, sagt sie nebenbei den erstaunlichen Satz: »Das Bedeutendste ist sicherlich, dass ich zur katholischen Kirche, zu meinem Glauben zurückgefunden habe.«

**7. Säule: Zukunftsplanung:** Andrea Fischer ist in ihrer Zukunftsplanung fraglos ebenso flexibel wie umsichtig, denn sie hat ihr Leben mehrfach und mit Erfolg völlig umgekrempelt: Nach einer Lehre als Druckerin war sie Setzerin und Korrektorin, dann studierte sie Volkswirtschaft, arbeitete beim Europaparlament und der Bundesversicherungsanstalt für Angestellte, schließlich machte sie als Mitglied der Grünen politisch Karriere. Heute verdient sie einen wesentlichen Teil ihres Einkommens als Journalistin – dem Traumberuf ihrer Jugend.

Kurz: Um Andrea Fischers Zukunft muss man sich wohl keine Sorgen machen, sie wird immer Alternativen und einen neuen Weg finden. Abschied nehmen, sagt sie, sei traurig und schmerzhaft, »aber auch mit Lust auf Neues verbunden«.

> **Man muss nur nach einer Sache schauen, und man findet viele.**
>
> *Cesare Pavese*

Wenn es um die Zukunftsplanung geht, müssen wir oft die alten Trampelpfade des Denkens verlassen und kreativ nach neuen Möglichkeiten suchen. Sammeln Sie Ideen, versuchen Sie die Welt, vor allem aber sich selbst genau anzusehen. Spielen Sie das Spiel, sich in das Leben anderer hineinzufantasieren: Würde es Ihnen gefallen, Straßenbahnschaffnerin zu sein? Blumenverkäuferin? Übersetzerin? Devisenhändlerin? Informieren Sie sich über Berufe, die interessant klingen, von denen Sie aber im Grunde keine rechte Vorstellung haben. Nutzen Sie auch Techniken wie das *Reframing* oder die *Umkehrung* aus dem Opfer-Kapitel. Machen Sie Listen, Grafiken und Diagramme, und wenn Sie an so etwas Spaß haben, können Sie sich auf die Suche nach neuen Zielen begeben, indem Sie aus ausgeschnittenen Zeitungsbildern und Schlagzeilen eine Collage machen. Sobald es Ihnen gelingt, beim Ausschneiden, Arrangieren und Kleben Ihre negativen inneren Monologe auszuschalten und in *Flow* zu geraten, wird Erstaunliches aus Ihrem Unbewussten auftauchen.

Wenn es darum geht, Alternativen zum momentanen Zu-

stand, zur Lebens- und Arbeitssituation zu finden, sollten Sie auch Ihre Freundinnen und Freunde in die Suche einbeziehen. Setzen Sie sich mit einigen zusammen und geben Sie das Thema vor: ICH. Jeder in der Runde soll spontan seine Meinung und Ideen äußern, die anderen dürfen ihn nicht zensieren. Manchmal entwickeln sich aus den absurdesten Bemerkungen die wunderbarsten Projekte. Stellen Sie der Runde auch konkrete Fragen: Wie seht ihr mich? Was kann ich gut? Wovon sollte ich unbedingt die Finger lassen?
Machen Sie sich darauf gefasst, dass Sie dabei einiges zu hören bekommen könnten, was Ihnen nicht passt – aber gerade das kann Sie auf eine neue Spur bringen.

## Die wahre Entdeckung

Die wahre Entdeckung besteht nicht darin, Neuland zu finden, sondern die Dinge mit neuen Augen zu sehen. Die Erkenntnis stammt von Marcel Proust, und sie gilt auch für die Art, wie wir unsere Vergangenheit anschauen und unsere Zukunft planen sollten. Beides – Erinnern und Planen – gehört untrennbar zusammen. Was wir erleben und wie wir es erleben, ist dadurch geprägt, was wir bisher erlebt haben und wie wir es erlebt haben. Die Erforschung und Betrachtung der persönlichen Geschichte unter ungewohnten Blickwinkeln ermöglicht neue Einordnungen, die Vergangenheit gewinnt andere Konturen – und zwar ebenso durch die Geschichten, die wir uns selbst erzählen, wie durch die, die wir anderen erzählen. So stellen wir Verbindungen her und zeichnen Entwicklungslinien nach, so bekommt unser Leben eine Dramaturgie, die wir selbst inszenieren. Es entsteht ein dynamisches Zusammenspiel verschiedener Faktoren, die sich ständig beeinflussen und verändern.

Daran sehen wir, wie wir uns – bewusst und unbewusst – ständig verändert haben und verändern. Wir machen neue Erfahrungen, begegnen neuen Menschen und Ideen. Jede Begegnung mit einem Menschen, einem Kunstwerk, einem Buch, einer Landschaft birgt auch die Chance, dass etwas in uns angerührt und verändert wird.

Die Geschichte, die wir auf diese Weise zusammenfügen, ist allerdings nur eine von vielen möglichen, die zudem ständigen Überarbeitungen unterworfen ist. So klingt dieselbe Liebesgeschichte vor der Trauung und nach der Scheidung meist völlig verschieden, und wer beispielsweise als Erwachsener erfährt, dass seine Eltern nicht seine leiblichen Eltern sind, den kann die dadurch erzwungene Überarbeitung seiner Biografie in eine tiefe Krise stürzen. Ähnliche radikale Neubewertungen des eigenen Lebens können durch eine Psychotherapie oder die Begegnung mit Menschen oder Kulturen erzwungen werden, die unsere bisherige Sicht der Welt in Frage stellen.

Von Max Frisch stammt die Vorstellung, jeder denke sich eine Geschichte aus und nenne sie dann sein Leben. Machen Sie es zur Abwechslung einmal umgekehrt: Nehmen Sie Ihr Leben und machen Sie viele verschiedene Geschichten daraus.

## Aus der Vergangenheit lernen

Die amerikanische Psychologenvereinigung APA (American Psychological Association) hat einen Test erarbeitet, mit dessen Hilfe Sie erkunden können, wie Sie bisher mit Krisen umgegangen sind. Wenn Sie diesen Test machen, können Sie aus den Antworten Ihre bisherigen Verhaltensmuster ablesen. Dieses Wissen wird Ihnen helfen, das, was Sie bisher richtig gemacht haben, zu verstärken und künftig für die Bereiche, mit denen Sie nicht zufrieden sind, andere, effektivere Wege zu suchen.

Welche Arten von Ereignissen empfanden Sie als besonders belastend?

Wie haben Sie diese Ereignisse berührt? Gibt es typische Muster?

Haben Sie die Erfahrung gemacht, dass es hilfreich war, wenn Sie in belastenden Situationen an Menschen gedacht haben, die Ihnen wichtig sind?

Wen haben Sie in belastenden Situationen um Unterstützung gebeten?

Was haben Sie in schwierigen Situationen über sich und Ihren Umgang mit anderen gelernt?

Bedeutet es Ihnen etwas, anderen Menschen in schwierigen Situationen beizustehen?

Haben Sie in der Vergangenheit Schwierigkeiten erfolgreich überwunden? Wenn ja, wie?

Was hat Ihnen dabei geholfen, wieder hoffnungsvoll in die Zukunft zu blicken?[3]

**Allen Gewinnern ist eines gemeinsam,**
**sie haben tief in sich etwas Besonderes:**
**ein Verlangen, einen Traum, eine Vision.**
*Muhammed Ali, Boxer*

Die Krönung Ihrer Zukunftsplanung sollte eine Vision davon sein, wie Ihr Leben in absehbarer Zeit aussehen soll. Entwickeln Sie verschiedene Bilder. Krisen sind eine hervorragende Möglichkeit, um den Blickwinkel zu verändern und neue Aspekte wahrzunehmen. In diesen ungeliebten Situationen wird der Weg frei für ein ganzes Spektrum neuer Erfahrungen. Wer zu neuen Ufern vorstoßen will, muss über Alternativen hinausgehen und echte Visionen entwickeln.

## Ingvar Kamprad: »In jedem Problem liegt eine Chance.«

Am 28. Juli 1943 ließ ein siebzehnjähriger Schwede seinen neu gegründeten Versandhandel ins Handelsregister eintragen. Als Namen wählte er ganz prosaisch die Initialen seines Namens und seines Heimatortes: Ingvar Kamprad vom Hof Elmtaryd in dem Dorf Agunnaryd.[4] Die märchenhafte Erfolgsgeschichte der »einzigartigen Möbelmaschine IKEA«[5] liegt ausschließlich in der Person ihres Gründers, des visionären Kaufmanns Ingvar Kamprad, begründet. Denn IKEA begann, wie Bill Gates' Computer-Imperium, in der sprichwörtlichen Garage und ist, wie Microsoft, zu einem weltumspannenden Unternehmen geworden.

Als der Teenager Kamprad IKEA gründete, handelte er bereits seit einiger Zeit erfolgreich mit Streichhölzern und selbst gefangenen Fischen. IKEA war anfangs kein Möbelhaus, sondern eine Art Gemischtwarenhandel, der Uhren, Strümpfe, Krawatten, Handtaschen, Kugelschreiber, Feuerzeuge und Ähnliches anbot. Kamprads Erfolgrezept war, dass er durch den Direktversand den Zwischenhandel umging und so billiger als die Konkurrenz anbieten konnte. Außerdem informierte er seine Kunden von Anfang an mit Prospekten über seine neuen Angebote. Fünf Jahre nach der Firmengründung verkaufte er die ersten Möbel und gab ihnen Namen, angeblich weil er sich Artikelnummern so schlecht merken konnte (und das bei einem Finanzgenie wie Kamprad!). Noch einmal fünf Jahre später eröffnete er sein erstes Möbelhaus. Dort gab es auch eine günstige Cafeteria, denn, so Kamprad, »hungrige Mägen kaufen keine Möbel«. Das war der Beginn des inzwischen weltumspannenden Seufzers: Wohnst du schon, oder schraubst du noch?

1960 kam die erste große Krise: Die schwedischen Möbelhändler bekämpften den immer stärker werdenden Konkurrenten, indem sie Tischlereien, die für Kamprad arbeiteten, zur Entscheidung zwangen: IKEA oder wir. Es folgten massive Lieferprobleme, und Kamprad musste die Wahrheit seines Mottos »Jedes Problem beinhaltet eine Chance« unter Beweis stellen. Doch als Mann zukunftsweisender Ideen ging er aus dem Kampf als Sieger hervor, indem er die Produktion ins Ausland verlagerte. Diese Produktionsweise sorgte allerdings in der Firmengeschichte immer wieder für erhebliche Komplikationen, so als 1973 der Ölpreis explodiert. Die Transport- und

Fertigungskosten stiegen so dramatisch, dass ein Verlust von 17 Millionen Mark drohte. Dennoch hielt Kamprad die garantierten Katalogpreise, hatte aber sofort auch eine Vision, um die drohenden Verluste abzufedern: Alle Artikel, die nicht im Katalog erschienen, wurden teurer, so dass IKEA in jenem Jahr sogar ein kleines Plus machen konnte.
Bei mehreren Gelegenheiten bewies Kamprad seinen Ideenreichtum und sein Talent, durch entschlossenes und Maßstäbe setzendes Handeln Imageschaden von seinem Unternehmen abzuwenden. Dem Vorwurf, die von IKEA verkauften indischen Teppiche seien in Kinderarbeit entstanden, begegnete er mit einem Feuerwerk an Maßnahmen, deren Krönung eine Millionenspende für Schulen entlang des indischen »Teppich-Gürtels« war. Ähnlich dezidiert – und publikumswirksam – reagierte Kamprad, als die Umweltschutzorganisation Greenpeace Formaldehyd in IKEA-Regalen entdeckte. Er stiftete der Organisation 2,5 Millionen Mark und sorgte dafür, dass die angeprangerten Missstände schleunigst behoben wurden. Nichts von den Skandalen blieb an IKEA haften.
Ingvar Kamprad ist ein äußerst gewiefter Geschäftsmann und Stratege. Doch seinen Erfolg verdankt er nicht zuletzt einer altmodisch anmutenden Erkenntnis, die unter dem modischen Label »Win-Win-Management« gerade wieder Konjunktur hat: »Profit ist ein wunderbares Wort. Aber ich habe auch gelernt, nur Siege ohne Verlierer haben wirklich Bestand.«[6]

Krisen zwingen uns, den eigenen Blickwinkel zu verändern und andere Interpretations- und Handlungsmöglichkeiten zu suchen. Damit wird der Weg frei für ein ganzes Spektrum neuer Erfahrungen, ja für einen Neuanfang – schließlich ist es ein Naturgesetz, dass da, wo schon etwas ist, nichts Zweites sein kann. Zeiten des Umbruchs sind auch Zeiten, in denen man etwas Altes abreißen und an seiner Stelle etwas Neues aufbauen kann.

Zu einem solchen Bauplan gehört auch, dass man dem Verlangen, dem Traum, der Vision in sich nachspürt, von der Muhammed Ali spricht. Nur so kann man zu wirklich neuen Ufern vorstoßen.

Nehmen Sie Ihre Selbsterkenntnis und Ihren Realitätssinn zusammen, mischen Sie diese Anteile zu gleichen Teilen mit Fantasie, Hoffnung und Optimismus und entwerfen Sie ein Bild der Zukunft, die Sie leben möchten.

Planen Sie großzügig, lösen Sie sich aus festen Denkrastern und lassen Sie sich vor allem Zeit, damit Ihre Ideen ausreifen können.

- Wie sieht Ihr Zukunftsszenario aus?
- In welche Richtung wollen Sie gehen?
- Was gehört unverzichtbar dazu?
- Was muss/soll anders werden? Was muss/kann bleiben?
- Welche Konsequenzen ergeben sich daraus für Sie und die Situation?
- Brauchen Sie die Unterstützung anderer Menschen?
- Haben Sie die Unterstützung Ihres Partners (Ihrer Partnerin), Ihrer Kinder, Ihrer engsten Vertrauten?
- Ist Ihr Zukunftskonzept tragfähig?
- Haben Sie eine solide Finanzierung?

UND

- Was ist das Schlimmste, was passieren kann? Wie würden Sie damit umgehen?
- Was ist das Beste, was passieren kann? Können/wollen Sie darauf verzichten? Zu welchem Preis?

Menschen, die es schaffen, ihre Zukunft umsichtig zu planen und ihre Visionen zu leben, werden von vielen beneidet. Viel wichtiger ist aber, dass sie offenbar glücklicher sind als andere Menschen. Vielleicht ist es gar nicht so schwer, auch ein solcher Mensch zu werden. Jedenfalls hört es sich doch ganz einfach an, wenn Coco Chanel sagt:

> **Das Glück besteht darin,**
> **seine Gedanken zu verwirklichen.**

# Fragebogenauswertung für die 7. Säule: Zukunftsplanung

Tragen Sie Ihre Antworten (also jeweils Zahlen zwischen 1 und 7) auf dem entsprechenden Platz auf der linken Spalte ein und zählen Sie alles zur Summe zusammen.
*Das ergibt Ihre positive Summe.*
Tragen Sie dann Ihre Antworten (also jeweils Zahlen zwischen 1 und 7) auf dem entsprechenden Platz in der rechten Spalte ein und zählen Sie ebenfalls alles zur Summe zusammen.
*Das ergibt Ihre negative Summe.*

| | | | |
|---|---|---|---|
| Nr. 1 | | Nr. 8 | |
| Nr. 15 | | Nr. 22 | |
| Nr. 29 | | Nr. 36 | |
| Nr. 43 | | Nr. 50 | |
| Nr. 57 | | Nr. 64 | |
| Pos. Summe | | Neg. Summe | |

Addieren Sie die Zahl 40 zu Ihrer positiven Summe.
Ziehen Sie die negative Summe davon ab.
Das Ergebnis ist Ihr Punktwert für **Zukunftsplanung.**

**Punktwert über 51:**
Glückwunsch! Sie liegen damit in den oberen 25 Prozent.

**Punktwert zwischen 48 und 51:**
Damit liegen Sie immer noch in der oberen Hälfte, und zwar im zweitoberen Viertel. Sehr erfreulich.

**Punktwert zwischen 42 und 47:**
Kein Grund zur Besorgnis. Sie liegen zwar in der unteren Hälfte, aber noch nicht im unteren Viertel. Trotzdem sollten Sie noch mal überlegen, ob sich Ihre Strategien für die umsichtige Planung Ihrer Zukunft nicht etwas verbessern ließen.

**Punktwert unter 42:**
Sie sollten das Zukunftsplanungs-Kapitel vermutlich ein zweites Mal lesen. Gehören Sie zu den Menschen, die stets davon ausgehen, dass alles so bleibt, wie es ist? Die in einem Tief stecken und glauben, dass sich das nie ändern wird – oder selbst in einer Hochphase denken, dass es immer so bleibt? Beides ist ebenso gefährlich wie unrealistisch. Im einen Fall ist die Mutlosigkeit so allumfassend, dass keine Kraft dafür bleibt, die Situation zu verändern, im anderen Fall gibt es keinen Grund vorauszuplanen: Wieso denn – ist doch alles in Butter!
Natürlich ist es auch falsch, ständig darüber zu grübeln, was alles passieren könnte. Doch etwas Vorsorge ist schon nötig, damit Sie »vor dem nächsten Winter« geschützt sind.
Wenn Ihnen das Prinzip »Vorsicht ist besser als Nachsicht« zwar einleuchtet, Sie aber trotzdem nicht danach handeln, könnte das daran liegen, dass Sie nicht genau wissen, wie man Risiken und Nebenwirkungen realistisch abschätzt. Gehören Sie zu den Turnschuh-Bergsteigern,

die Jahr für Jahr von Bergwachten gerettet werden müssen?

Unter Umständen verspüren Sie einfach nur wenig Lust zum Planen. Wenn Sie damit schon lange gut gefahren sind – prima. Wenn Sie aber doch das eine oder andere Mal auf dem falschen Fuß erwischt worden sind, neigen Sie vielleicht doch ein bisschen dazu, künftige Risiken und Gefahren zu verdrängen.

In beiden Fällen – mangelnde Übung oder Planungsunlust – kann es eine gute Idee sein, in wichtigen Dingen öfters einmal Freunde oder auch Fachleute um ihre Meinung zu bitten. Vorausschauende Planung kann man lernen. Das gilt sogar für Spontis, die gern im Hier-und-Jetzt leben.

# Das große Mahl

Sie verlieren Ihre Stelle, Ihre Ehe zerbricht, Sie verärgern einen wichtigen Kunden, Sie sind schwer krank, Sie haben ein Bewerbungsgespräch gründlich verpatzt, Ihre Firma geht pleite – das alles sind unter Umständen große persönliche Katastrophen, die viel Leid verursachen. Doch aus der »Vogelperspektive« betrachtet sind es zunächst einmal schlichte Fakten. Wenn Sie Ereignisse sofort mit Begriffen wie Misserfolg, Unglück, Schicksalsschlag, Niederlage, Krise, Fehlschlag, Unheil oder Verhängnis verknüpfen, sehen Sie sich als Opfer und nicht mehr als Handelnder. Vieles wird zum Drama, weil wir eins daraus machen – und das ist oft vorschnell. Wie sehr wir uns in unserem Urteil irren können, wie wenig wir wirklich wissen können, was gut und was schlecht ist, illustriert die folgende chinesische Geschichte:

Ein armer Bauer fristete mit seiner Familie ein karges Dasein. Eines Tages lief ihm ein wunderschönes Pferd zu, und alle Nachbarn beneideten ihn, weil sie meinten, das sei für ihn ein großes Glück. Nur der Bauer sagte: »Man wird sehen.« Gleich am nächsten Tag fiel der Sohn des Bauern vom Pferd und brach sich ein Bein. Die Nachbarn fanden, das sei ein großes Unglück, nur der Bauer sagte: »Man wird sehen.« In der darauf folgenden Woche kamen die Soldaten des Königs ins Dorf und nahmen alle gesunden, jungen Männer mit in den Krieg. Nur der junge Mann mit dem gebrochenen Bein durfte zu Hause bleiben.

Was heißt Glück oder Unglück? Wie in dieser Geschichte kann eine andere Perspektive, eine unerwartete Entwicklung alles völlig auf den Kopf stellen. Das Leben ist, wie es ist, das müssen wir akzeptieren, und erst auf dieser Grundlage können wir das Beste daraus machen, denn es ist ja nicht das Ereignis an sich, das uns zu schaffen macht. Es ist die Art, wie wir damit umgehen und wie wir es interpretieren.
Wir sind keine schlechteren oder weniger liebenswerten Menschen, weil uns etwas misslungen ist. Was wir als Misserfolg werten, ist keine ansteckende Krankheit, deshalb müssen wir uns nicht von der Welt und schon gar nicht von unseren Freunden isolieren. Im Gegenteil: Jetzt ist die Zeit, deren Nähe und Unterstützung zu suchen und zuzulassen, dass sie uns ihre Freundschaft zeigen. Jeder Mensch kennt Krisen, jeder hat schon so manches hinter sich gebracht. Andere können uns helfen, wenn wir uns ihnen öffnen. Wer bewusst mit Krisen umgeht, stärkt automatisch seine Resilienz.
Das tiefe Tal, durch das wir gehen, ist begrenzt, und es bietet die Chance für einen guten Neubeginn und viele Möglichkeiten zu sinnvollen Veränderungen. Irgendwann führt der Weg wieder bergauf. Solange wir im Tal sind, ist es gut, wenn wir besonders sorgsam und freund-

lich mit uns umgehen, denn es liegt an uns und unserer seelischen Widerstandskraft, wie sich unser Leben weiter entwickeln wird. Sobald wir die Opferrolle verlassen, finden wir andere Prioritäten und neue Ziele. Einige Veränderungen sind leicht und vergnüglich, an andere muss man sich langsam gewöhnen. Jeder kleine Schritt in die neue Richtung stärkt die innere Kraft, und das Leben wird glücklicher, fruchtbarer und bunter.

Die Sieben Säulen des R-Faktors können Ihnen – wenn Sie sie bewusst anwenden – Orientierung, Halt und Struktur geben. Stellen Sie sich diese Säulen jetzt zum Schluss einmal vor wie sieben Zutaten zu einem Gericht, das Sie kochen wollen. Sie brauchen alle sieben, aber es hängt von Ihnen, Ihrer Tagesform, Ihrer Stimmung, Ihren Gästen ab, wie das Gericht ausfallen wird: mal schärfer, mal milder, mal mit mehr Fleisch und mal mit mehr Gemüse. Manchmal brauchen Sie vor allem ein stabiles Netzwerk, manchmal besteht die größte Aufgabe darin, Akzeptanz zu üben. Manchmal müssen Sie sich ein konkretes Ziel setzen, den akuten Stress bewältigen oder Verantwortung übernehmen. Die »Zutaten« zur Bewältigung Ihrer konkreten Krise und damit zur Stärkung Ihrer Resilienz werden immer etwas anders ausfallen. Es gibt kein Patentrezept. Machen Sie es wie ein guter Koch. Wählen und gewichten Sie die Zutaten ganz bewusst immer wieder aufs Neue.

Aus einem noch etwas weiteren Blickwinkel sieht der amerikanische Zen-Meister Bernard Glassman das Bild vom Kochen.[1] Er beschreibt das Leben als großes Mahl und die Menschen als Köche. Die Zutaten sind all das, was jeder Mensch mitbringt, was ihn ausmacht. In diesem Verständnis ist ein guter Koch derjenige, der sich darüber im Klaren ist, dass alles, was er braucht, in seinem Leben schon vorhanden ist. Seine Aufgabe ist es, einfach anzufangen und das Beste aus dem Vorhandenen zu machen:

»Wenn wir unser Leben genau anschauen, stellen wir fest, dass wir bereits über alle Zutaten verfügen, die wir für die Zubereitung des Großen Mahls benötigen. Wir brauchen weiter nichts zu tun, als in jedem Augenblick aus den vorhandenen Zutaten das Bestmögliche zu kochen. Wie viel oder wie wenig wir haben, ist unwichtig. Der Zen-Koch schaut sich einfach an, welche Zutaten da sind, und macht sich an die Arbeit.«[2]

Im Grunde haben Sie alles, was Sie brauchen, um gut mit Ihrem Leben umzugehen und Krisen zu bewältigen. Fragen Sie sich nicht länger, ob das, was Sie mitbringen, gut genug ist, denn das ist es. Unabhängig davon, dass sich immer etwas verbessern lässt, ist alles vorhanden, das Sie stärken und froh machen kann. Vielleicht fehlt nur noch der erste kleine Schritt, damit Sie das Leben so nehmen, wie es sich anbietet, sich »in das Gelingen verlieben« und zum Meisterkoch werden.

**»Wenn wir erkannt haben,**
**dass wir das Große Mahl unseres Lebens kochen,**
**werden wir Meisterköche.«[3]**

# Anmerkungen

## Einleitung
## Die Glückshaut

1 Nuber, Ursula: »So meistern Sie jede Krise« in: *Psychologie heute* 5/99

2 In der Resilienz-Forschung gibt es viele Überschneidungen bei der Kategorienbildung. Ich habe mich in diesem Buch den Oberbegriffen angeschlossen, die Ursula Nuber für ihren Artikel in *Psychologie heute*: »So meistern Sie jede Krise«, 5/99 verwandt hat.

3 Klein, Stefan: Die Glücksformel, Reinbek 2002

## 1. Säule: Optimismus
## Pessimisten küsst man nicht

1 Seligman, Martin: Pessimisten küsst man nicht, München 2001

2 Vgl: Scheier, M. F. und Carver, C. S.: Effects of Optimism on Psychological and Physical Well-being. Theoretical Overview and Empirical Update, in: *Cognitive Therapy and Research*, Nr. 16, 1992, S. 201–228

3 Seligman, S. 292
4 Seligman, S. 241 ff.
5 Seligman, S. 256 f.
6 Métroz, Gérald: Ich lass mich nicht behindern, München 2003
7 Métroz, S. 20 f.
8 Beck, Charlotte: Einfach Zen, München 1995, S. 50
9 Crawford, Roger: How High Can You Bounce, London 1998, S. 16
10 Vgl.: Brian Parkinson u. a.: Changing Moods, The Psychology of Mood and Mood Regulation, London 1996, S. 145
11 Parkinson, S. 145

## 2. Säule: Akzeptanz
## Es ist, wie es ist

1 Diese Erkenntnisse nutzt die *Mediation*, ein neuer, eigenständiger Berufszweig. Die Mediatoren und Mediatorinnen vermitteln zwischen Gegnern. Im ersten Schritt sind sie bestrebt, die streitenden Parteien dazu zu bewegen, die Sicht des Gegners zu akzeptieren. Erst im nächsten Schritt werden gemeinsam Lösungen gesucht, die für beide akzeptabel sind. Mediation dient zum Beispiel häufig dazu, eine außergerichtliche Einigung zu ermöglichen.
2 Boorstein, Sylvia: Buddha oder die Lust am Alltäglichen, München 1996, S. 39
3 Spinoza, Baruch: Die Ethik, Erster Teil, zitiert aus: Damasio, Antonio R.: Der Spinoza-Effekt, München 2003

4 Crowford, Roger: How High Can You Bounce, London 1998
5 Ram Dass: Die Reise geht weiter, München 2001
6 Ram Dass, S. 121 f.
7 Boorstein, S. 19

## 3. Säule: Lösungsorientierung
## Das Licht am Ende des Tunnels

1 *freundin*-V E.N.U.S.-Studie, München
2 Csikszentmihalyi, Mihaly: Lebe gut!, Stuttgart 1999, S. 35
3 Csikszentmihalyi, S. 36
4 Csikszentmihalyi, S. 40
5 www.vogue.de/vogue/5/1/content/00742/index.php,url:7.6.03
6 Oettingen, Gabriele: Psychologie des Zukunftsdenkens, Göttingen 1997
7 Bisher unveröffentlichtes Interview von Elisabeth Beszterda mit Llewellyn Vaughan-Lee im Omega-Institute, Rhinebeck, USA, Juni 2003
8 Fischer, Joschka: Mein langer Lauf zu mir selbst, München 2001
9 freundin.com/freundin.hbs?snr=1581,url.:3.12.03
10 Fischer, S. 47
11 Fischer, S. 48
12 Fischer, S. 69
13 Fischer, S. 53
14 Nuber, Ursula: »Weil nichts mehr ist, wie es mal war«, in: *Psychologie heute* 10/2003, S. 20. Zitiert wird der amerikanische Psychologe Richard Rahe.

15 www.zeitzuleben.de/Inhalte/we/stress/stress/_4_wie.html,url:16.09.03
16 www.zeitzuleben.de/Inhalte/we/stress/stress/_4_wie.html,url:16.09.03
17 *freundin*-V E.N.U.S.-Studie
18 »Erholung mangelhaft«, in: *Psychologie heute* 10/2003, S. 9
19 »Erholung mangelhaft«, in: *Psychologie heute* 10/2003, S. 9
20 Eric-Emmanuel Schmitt: Monsieur Ibrahim und die Blumen des Koran, Zürich 2003
21 Schmitt, S. 31
22 Schmitt, S. 32
23 Ekman, P. und Davidson, R.: »Voluntary Smiling Changes Regional Brain Activity«, in: *Psychological Science* 4, 1993

## 4. Säule: Die Opferrolle verlassen
## Stehaufmännchen und -weibchen

1 »Die Menschen sollen sagen: Wenn die es schaffen kann, kann ich es auch.«, in: *BUNTE*, 13.3.97
2 *BUNTE*, 13.3.97
3 Paula Almqvist: »Die Sucht nach Leben und Liebe«, in: *Stern* 5/1990
4 Bandura, Albert: Self-Efficacy, New York 1997, S. 3
5 *Cosmopolitan*, März 2003
6 Boorstein, Sylvia: Buddha oder die Lust am Alltäglichen, München 1966
7 Hans Hielscher: »Nelson Mandela«, in: *Stern Biographie* 2/2003

8 Hielscher
9 Koestler, Arthur: Der göttliche Funke, Bern 1966
10 Link, Oliver: »Winona Ryder«, in: *Stern Biographie* 2/2003
11 www.gq-magazin.de/gq/3/content/00777/page3.php,url:7.06.03
12 Chödrön, Pema: Wenn alles zusammenbricht, Hamburg 1998, S. 55
13 Byron, Katie: Das Ende des Leidens, Manhattan Beach, Kalifornien 2003, S. 6 ff.
14 Paul Watzlawick: Anleitung zum Unglücklichsein, München 2002, S. 37
15 Watzlawick, S. 37
16 Bandler, Richard: Time for a Change, Paderborn 1995
17 Csikszentmihalyi, Mihaly: Lebe gut! Wie Sie das Beste aus Ihrem Leben machen, Stuttgart 1999, S. 16

## 5. Säule: Verantwortung übernehmen
## Was heißt schon schuldig?

1 Vgl.: Beck, Aaron T.: Kognitive Therapie der Depression, Weinheim 1999, S. 34
2 Seligman, Martin E. P.: Der Glücks-Faktor, Bergisch-Gladbach 2003, S. 123
3 Beck, S. 44 f.
4 Vgl.: Sorgatz, H.: »Theorien zur Erklärung gestörten Verhaltens«, in: Deutsche Gesellschaft für Verhaltenstherapie (Hg.): Verhaltenstherapie – Theorien und Methoden, Tübingen 1986, S. 199 ff.
5 Seligman, S. 86

6 Seligman, S. 86
7 Morton, Andrew: Madonna, Frankfurt 2002, S. 20
8 Morton, S. 246
9 Morton, S. 263
10 http://accesshollywood.msn.com/movies/1003madonna.asp,url:12.7.03
11 *Frankfurter Allgemeine Zeitung*, 24.06.2003
12 *manager magazin* 14.3.2003
13 Robert Gernhardt in der *Süddeutschen Zeitung*, 4.5.96

## 6. Säule: Netzwerkorientierung
## With a little help from my friends

1 Duenwald, Mary: »Some Friends, Indeed, Do More Harm Than Good«, in: *The New York Times*, 10. September 2002
2 www.brigitte.de/tipps/kurz-beleuchtet/Freundinnen/print.html,url:29.5.03
3 »Ostdeutsche sind psychisch robuster«, in: *Psychologie heute*, 9/2003, S. 10
4 »Balance-Künstler«, in: *Vogue*, 9/2002, S. 206
5 Reeve, Christopher: Immer noch ich, München 1999
6 Csikszentmihalyi, Mihaly: »Das Leben ist kurz. Mach was draus«, in: *Psychologie heute* 2/1999, S. 20ff.
7 Csikszentmihalyi, Mihaly: Der Glücks-Faktor, Bergisch-Gladbach 2003, S. 20
8 Siemens, Jochen: »Auch Superstars müssen ihre Hausaufgaben machen«, in: *Stern* 9/2003
9 Siemens
10 *Berliner Zeitung* vom 12.4.2003

11 »Ich bin doch Norddeutsche«, in: *Welt am Sonntag*, 6.4.2003
12 »Kontrast muss sein«, in: *Vogue* 9/2002, S. 264
13 C. Hyatt und L. Gottlieb: When Smart People Fall, New York, 1988
14 Der *VNR Verlag für die deutsche Wirtschaft* in Bonn vertreibt unter dem Obertitel *Die Geschäftsidee* eine große Anzahl von ausgearbeiteten Geschäftsgründungsprojekten.
15 Vgl.: »Das Märchen von der Chancengleichheit«, in: *Stern* 30/2003, S. 30 ff.
16 Fliege, Jürgen: Menschenflüsterer, München 2000, S. 67
17 Fliege, S. 67
18 Fliege, S. 67
19 Interview mit Stefan Klein, in: *Brigitte* 15/2002

## 7. Säule: Zukunftsplanung
## Der nächste Winter kommt bestimmt

1 Henschel, Uta: »Die Kraft, die aus uns selber kommt«, in: *GEO* 10/2003
2 »Neuanfänge«, in: *Süddeutsche Zeitung*, 21.6.2003
3 »The Road to Resilience«, vgl.: http://helping.apa.org/resilience/past.html,url:23.10.03
4 Rohwetter, Markus: »Holz im Blut«, in: *Die Zeit* 37/2003
5 Gloger, Katja: IKEA – Ein Mann vermöbelt die Welt, in: *Stern* 18/2003
6 Gloger

## Das große Mahl

1 Glassman, Bernard: Anweisungen für den Koch, Hamburg 1997
2 Glassman, S. 19
3 Glassman, S. 246

# Literaturhinweise

Beck, T. Aaron et al: *Kognitive Therapie der Depression*, aus dem Amerikanischen übersetzt von Gisela Bronder und Brigitte Stein, Weinheim 1999

Beck, Charlotte: *Zen im Alltag*, aus dem Amerikanischen übersetzt von Bettine Braun, München 1990

Boorstein, Sylvia: *Buddha oder die Lust am Alltäglichen*, aus dem Amerikanischen übersetzt von Gisela Merz-Busch, München 1996

Chödrön, Pema: *Wenn alles zusammenbricht*, aus dem Amerikanischen übersetzt von Thomas Geist, Hamburg 1998

Crawford, Roger: *How High Can You Bounce*, London 1998

Csikszentmihalyi, Mihaly: *Lebe gut*, aus dem Amerikanischen übersetzt von Michael Benthack, Stuttgart 1999

Csikszentmihalyi, Mihaly: *Flow*, aus dem Amerikanischen übersetzt von Annette Charpentier, Stuttgart 1992

Fischer, Joschka: *Mein langer Lauf zu mir selbst*, München 2001

Glassman, Bernard: *Anweisungen für den Koch*, aus dem Amerikanischen übersetzt von Theo Kierdorf und Hildegard Höhr, Hamburg 1997

Klein, Stefan: *Die Glücksformel*, Reinbek 2002

Nuber, Ursula: *So meistern Sie jede Krise*, In: Psychologie heute 5/99

Métroz, Gérald: *Ich lass mich nicht behindern*, aus dem Französischen übersetzt von Ulrike Kolb, München 2003

Seligman, Martin: *Pessimisten küsst man nicht*, aus dem Amerikanischen übersetzt von Christa Boermann, München 1991

Seligman, Martin: *Der Glücksfaktor*, aus dem Amerikanischen übersetzt von Siegried Brockert, Bergisch-Gladbach 2003

Watzlawick, Paul: *Anleitung zum Unglücklichsein*, München 2002

Watzlawick, Paul: *Wie wirklich ist die Wirklichkeit*, München 1976

# Dank

Dr. Matthias Burisch, Privatdozent am Fachbereich Psychologie der Universität Hamburg, hat mich wissenschaftlich beraten, die Fragebögen entwickelt und viele Übungen beigesteuert. Matthias ist darüber hinaus ein wunderbarer Zuhörer, erstklassiger Tröster und brillanter Coach. Wenn auch Sie in den Genuss seiner vielen Talente kommen wollen, können Sie ihn unter *www.trainingspartner.net* buchen. Wenn Sie an einem Workshop über »Das Geheimnis unserer inneren Stärke« mit Matthias Burisch und mir teilnehmen möchten, finden Sie die entsprechenden Informationen unter *www.MichelineRampe.de.*

Ein Fels in der Brandung war für mich – einmal mehr in dieser schwierigen Zeit des Schreibens – meine Freundin und Lektorin Ebba Drolshagen. Tausend Dank!

Sehr gerührt haben mich der Beistand und das Interesse meines Bruders Stefan und die liebevolle Versorgung von Matthias Dittberner.

Diane Rizetto und Elisabeth Beszterda haben mir für vieles die Augen geöffnet, das ich allein nicht sehen konnte. Immer wieder habe ich in diesem bemerkenswerten Jahr konkret erlebt, dass ich von einem stabilen und fürsorglichen Netzwerk aus vielen wunderbaren Menschen umgeben bin. Vielleicht mehr als ich das den Einzelnen gegenüber ausdrücken konnte, haben mich diese Erfahrungen gestärkt und getröstet. Darum an dieser Stelle noch mal ein dickes: DANKESCHÖN!